标准取穴
超清大图册

尹爱兵　任超 ◎ 主编　孙金芳 ◎ 主审

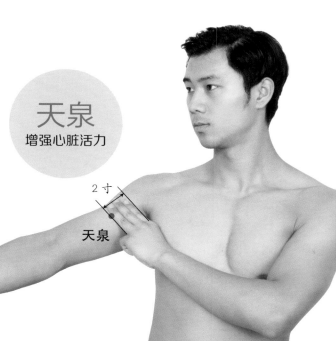

天泉
增强心脏活力

2寸

天泉

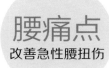

腰痛点
改善急性腰扭伤

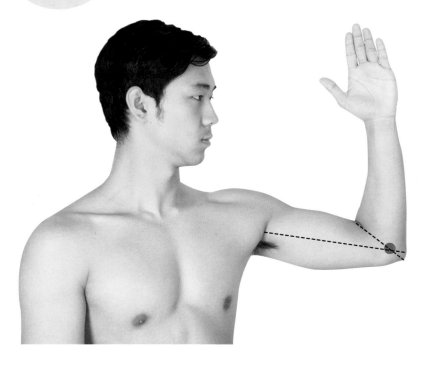

少海
心火的"灭火器"

化学工业出版社
·北京·

内容简介

本书以快速、准确取穴为出发点，从基本的经脉循行路线入手，介绍了涵盖十二正经、任督二脉、经外奇穴等409个穴位的穴位位置、简易取穴方法和功效妙用。一穴双图，既有经络骨骼穴位图解，又有真人图片对照；一穴双解，既有人体骨骼图上的精确定位，又有简易取穴法的通俗讲解，帮助读者快速、准确找到想找的穴位，方便实用。部分穴位附赠简易取穴视频二维码，手机扫一扫，医学专家标准演示，学取穴更轻松。

此外，本书还以二维码的形式给出60种常见疾病的特效穴位及按摩方法，让读者用的方便贴心。

图书在版编目（CIP）数据

标准取穴超清大图册 / 尹爱兵，任超主编. -- 北京：
化学工业出版社，2021.11（2024.2重印）
ISBN 978-7-122-39685-3

Ⅰ. ①标… Ⅱ. ①尹… ②任… Ⅲ. ①选穴-图集
Ⅳ. ①R224.2-64

中国版本图书馆CIP数据核字（2021）第157088号

责任编辑：邱飞婵　满孝涵　　全案策划：
文字编辑：李　平　陈小滔　　摄　　影：双福 SF 文化·出品 www.shuangfu.cn
责任校对：宋　夏　　　　　　装帧设计：

出版发行：化学工业出版社（北京市东城区青年湖南街13号　　邮政编码 100011）
印　　装：北京缤索印刷有限公司
787mm×1092mm　1/8　印张8¾　字数150千字
2024年2月北京第1版第2次印刷

购书咨询：010-64518888
售后服务：010-64518899
网　　址：http://www.cip.com.cn
凡购买本书，如有缺损质量问题，本社销售中心负责调换。

目录

常用的取穴手法有经验取穴法、体表标志法、指寸取穴法和骨度分寸法四种。

◆ 经验取穴法

经验取穴法即简易取穴法，是人们在长期实践中积累的取穴法，此法简便易行，适合平常人使用。如两耳尖直上连线中点，即是百会；两手虎口自然平直交叉，在食指指端即为列缺；半握拳，以中指的指尖切压在掌心的第1横纹上为劳宫等。

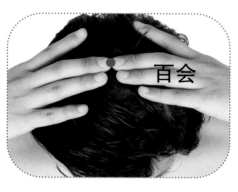
百会

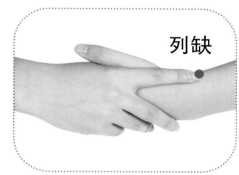
列缺

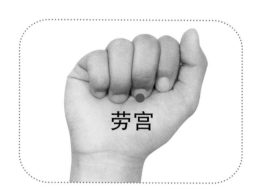
劳宫

◆ 体表标志法

体表标志法是根据人体解剖学的各种体表标志为依据来做定穴的一种方法。体表标志分为固定标志和活动标志两类，以体表某些标志如五官、发际、指（趾）甲、乳头、脐或关节、肌肉以及活动时产生的孔隙、凹陷等来作为依据取穴，这样的取穴方法就是体表标志法。

通常比较多用此法取的穴位，如印堂，在两眉中间；膻中，在两乳头水平连线中点；以内踝尖为标志，其上3寸胫骨内侧后缘为三阴交，其下方1寸为照海；取耳门、听宫、听会等应张口等。

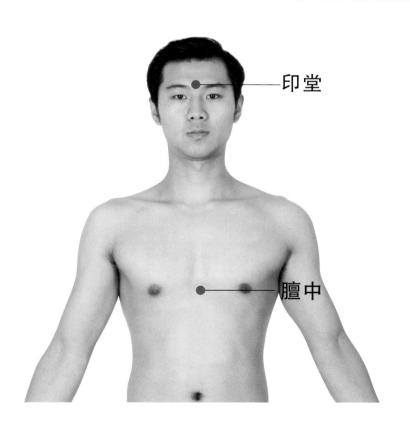
印堂
膻中

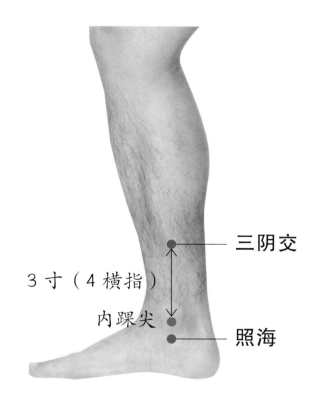
三阴交
3寸（4横指）
内踝尖
照海

◆ 指寸取穴法

指寸取穴法是在骨度分寸法和体表标志法的基础上，以被取穴者本人的手指为测量标准来找穴位的一种方法。

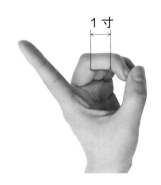

中指同身寸：

以中指中节的长度为1寸。即以患者的中指屈曲时，中节桡侧两端纹头之间作为1寸。这种方法适用于四肢及脊背作横寸折算。

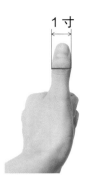

拇指同身寸：

《备急千金要方》有说："男左女右手中指上第一节为一寸，亦有长短不定者，即取手大拇指第一节横度为一寸。"即以拇指指间关节之宽度作为1寸。

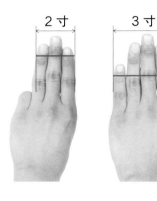

横指同身寸：

又称"一夫法"，即以示指（食指）、中指、环指（无名指）、小指四指相并，以中指第2节横纹为准，量取四横指为3寸。而以示指（食指）、中指、环指（无名指）三指相并，以中指第1节横纹处为准，量取3横指为2寸。

指寸取穴法必须在骨度规定的基础上运用，不能以指寸悉量全身各部，否则会长短失度。骨度分寸与指寸在临床应用中应该互相结合应用。

◆ 骨度分寸法

骨度分寸法以骨节为主要标志测量周身各部的大小、长短，并依其尺寸按比例折算作为定穴的标准，古称"骨度法"。分部折寸的尺度应以患者本人的身材为依据。

需注意人体的各个部位折算长度是分别规定的，如把头部正面两额角发际（头维）之间的距离折为9寸，腋前、后纹头至肘横纹之间的距离折为9寸等。

取穴时，以前臂的内关为例，内关在腕掌侧远端横纹上2寸，而从肘横纹到腕掌侧远端横纹总共是12寸，2寸就是12寸的六分之一。又如关元在脐下3寸，从脐到耻骨联合上缘总共是5寸，脐下到耻骨联合上缘五分之三处就是关元。如此慢慢熟悉，大家都能掌握找穴位的技巧。

部位	头面部				胸腹胁部					背腰部	上肢部		下肢部						
起止	前发际正中至后发际正中	眉间（印堂）至前发际正中	两额角发际（头维）之间	耳后两乳突（完骨）之间	胸骨上窝（天突）中点至胸剑结合	胸剑结合中点（歧骨）至脐中（神阙）	脐中至耻骨联合上缘（曲骨）	两乳头之间	两肩胛骨喙突内侧缘之间	肩胛骨内侧缘（近脊柱侧）至后正中线	腋前、后纹头至肘横纹（平尺骨鹰嘴）	肘横纹（平尺骨鹰嘴）至腕掌侧远端横纹	耻骨联合上缘至髌底	髌尖（膝中）至内踝尖	胫骨内侧髁下方（阴陵泉）至内踝尖	股骨大转子至腘横纹（平髌尖）	臀沟至腘横纹	腘横纹（平髌尖）至外踝尖	内踝尖至足底
骨度/寸	12	3	9	9	9	8	5	8	12	3	9	12	18	15	13	19	14	16	3
度量法	直寸	直寸	横寸	横寸	直寸	直寸	直寸	横寸	横寸	横寸	直寸	直寸	直寸	直寸	直寸	直寸	直寸	直寸	直寸

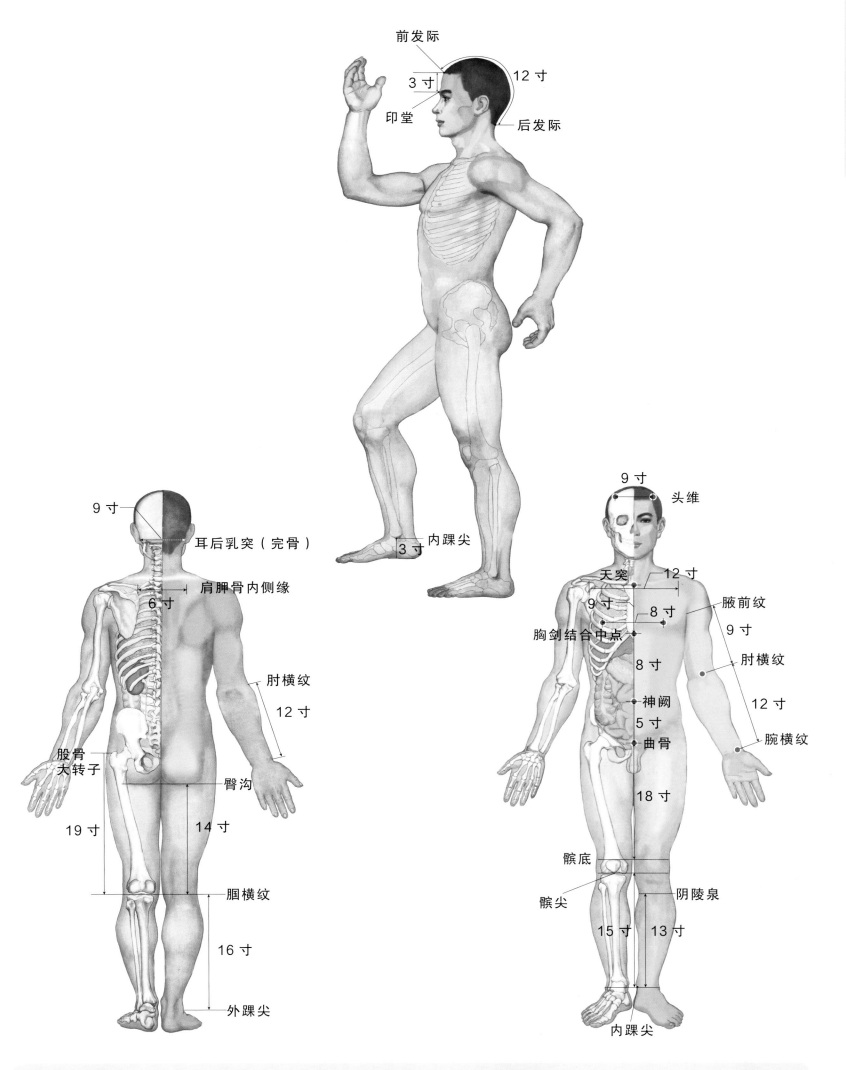

前发际

3 寸

印堂

12 寸

后发际

9 寸

头维

天突

12 寸

9 寸

8 寸

腋前纹

9 寸

胸剑结合中点

肘横纹

8 寸

神阙

12 寸

5 寸

腕横纹

曲骨

18 寸

内踝尖

3 寸

9 寸

耳后乳突（完骨）

肩胛骨内侧缘

6 寸

肘横纹

12 寸

股骨
大转子

臀沟

19 寸

14 寸

腘横纹

16 寸

外踝尖

髌底

髌尖

阴陵泉

15 寸

13 寸

内踝尖

　　由于个体之间还会有差异，为了准确而快捷找到经络穴位，除了掌握以上一些基本方法外，我们还可以结合如下标准和某些穴位特点来取穴：一般正确的穴位多在骨的上下左右旁，或两骨相接的关节部位凹陷中，或肌腱的中间，或两肌的中间，很少在骨上或血管中。在骨旁侧部位的经穴（腹部无骨处除外）可用拇指指尖掐之，如有酸麻如触电般的感觉说明取穴正确。若只觉麻痛（有的数分钟才感觉到酸麻）应加深或偏左偏右、偏上偏下试之，酸胀痛麻感觉逐渐明显则取穴正确，这也是阿是穴的取穴方法。

穴位名称	功效妙用	精确定位	简易取穴诀窍
Zhōngfǔ 中府 改善胸闷、咳嗽	主治咳嗽、胸闷、哮喘、肩背痛等	在胸部,平第1肋间隙处,前正中线旁开6寸,左右各1穴	两手叉腰立正,从锁骨外端下缘的三角窝垂直往下推至第1根肋骨处
Yúnmén 云门 改善咳嗽、肩背痛	主治咳嗽、胸痛、肩痛不举等	在胸外侧部,肩胛骨喙突内缘,前正中线旁开6寸,锁骨下窝凹陷处,左右各1穴	两手叉腰立正,锁骨外侧端下缘的三角形窝正中处
Tiānfǔ 天府 预防鼻炎	主治气喘、鼻塞、上臂痛等	在臂内侧面,肱二头肌桡侧缘,腋前纹头下3寸处,左右各1穴	肱二头肌桡侧缘,腋前纹头下3寸处
Xiábái 侠白 补肺气	主治咳嗽、干呕,对肺气不足引起的心动过速可起到调节作用	在臂内侧面,肱二头肌桡侧缘,腋前纹头下4寸,肘横纹上5寸处,左右各1穴	天府下一个拇指宽度的位置
Chǐzé 尺泽 降火、清热、润肺	主治咳嗽、咽喉肿痛、肘臂挛痛,长按可缓解肘关节及周围软组织疼痛	在肘横纹上,肱二头肌腱桡侧缘凹陷中,左右各1穴	坐正,微屈肘,在手臂内侧中央处可摸到一粗腱,粗腱的外侧就是尺泽
Kǒngzuì 孔最 专治咯血	清热凉血,主治支气管扩张伴咯血。改善心肺功能,戒烟者可经常按揉孔最	在前臂掌面桡侧,尺泽与太渊连线上,腕掌侧远端横纹上方7寸,左右各1穴	腕掌侧远端横纹与肘横纹的中点向上量一横指(拇指),平该点水平摸前臂外侧骨头的内缘
Lièquē 列缺 缓解偏头痛	缓解偏头痛、咳嗽、口眼歪斜,长按治疗小便不利	在前臂桡侧端,桡骨茎突上方,腕掌侧远端横纹上1.5寸,左右各1穴	两手虎口自然平直交叉,一手示指(食指)按在另一手桡骨茎突上,指尖下凹陷处
Jīngqú 经渠 缓解手腕痛	主治咳嗽喘憋、胸闷气短,手腕疼痛时可按揉此穴	位于桡骨茎突与桡动脉之间,腕掌侧远端横纹上1寸,左右各1穴	腕掌侧远端横纹向上量一横指(拇指),平该点水平摸前臂外侧骨头的内缘
Tàiyuān 太渊 保心肺	补益肺气,主治久病咳嗽气喘。利心脏,促进血液循环,经常按揉可预防心肺疾病	在腕掌侧横纹桡侧,桡动脉的桡侧凹陷中,左右各1穴	腕掌侧横纹桡侧可触摸到一个小凹陷,深按之,有搏动处
Yújì 鱼际 清肺热	清热利咽,对肺热引起的咽喉肿痛、失音有特效	在手外侧,拇指下方,第1掌骨中点桡侧赤白肉际处,左右各1穴	掌心朝上,找到第1掌骨边缘两个端点,两个端点之间的中点处,界于第一手掌骨与肌肉之间,有一个凹陷,即为鱼际穴
Shàoshāng 少商 专治咳嗽、咽喉肿痛	主治发热引起的昏迷、感冒引起的咳嗽及咽喉肿痛,可在此处用三棱针点刺放血	在手拇指末节桡侧,距指甲根角侧上方0.1寸,左右手各1穴	拇指末节桡侧指甲根角旁开0.1寸处就是少商

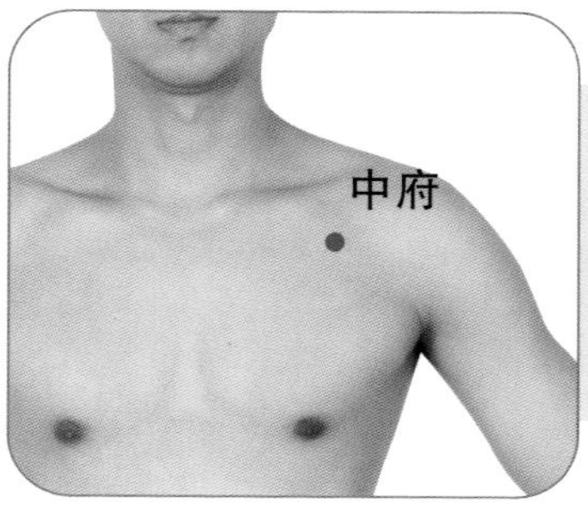

中府

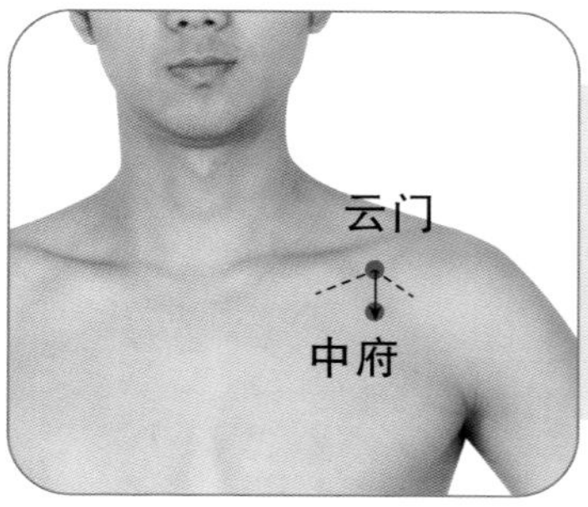

云门
中府

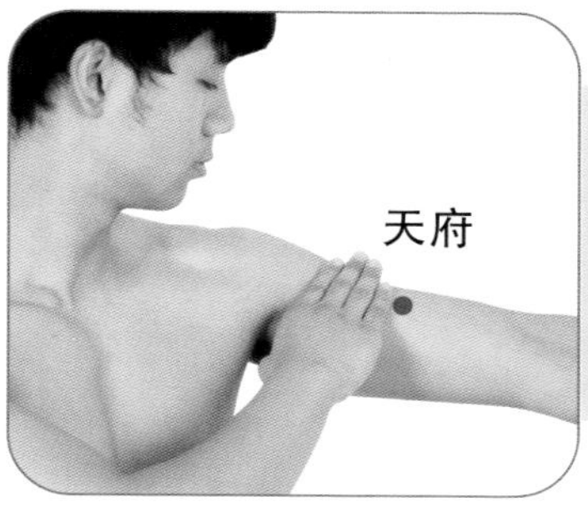

天府

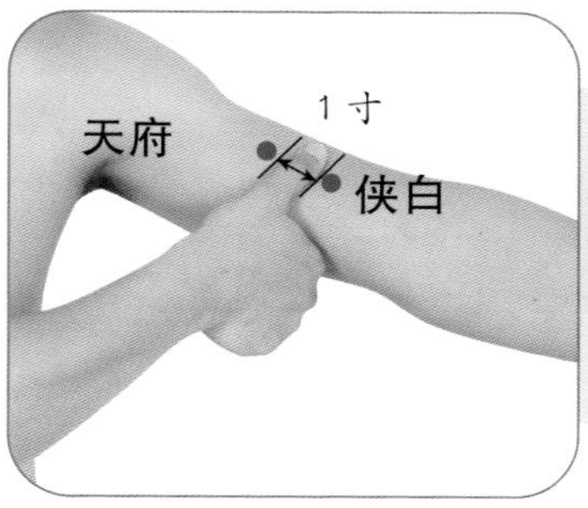

天府
1寸
侠白

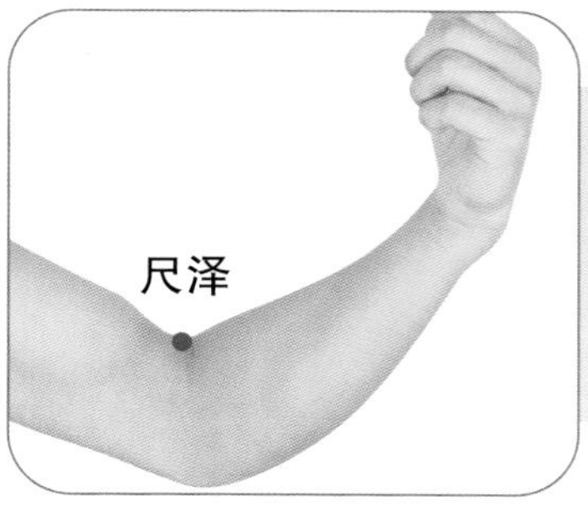

尺泽

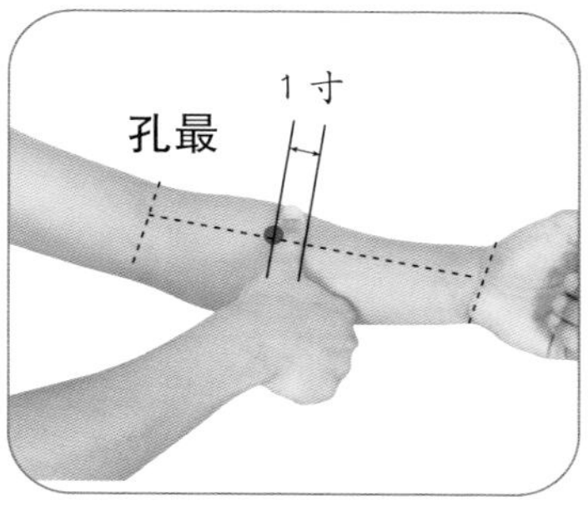

孔最
1寸

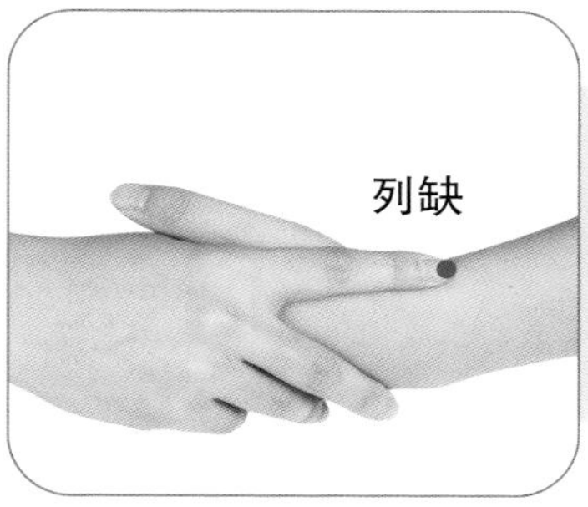

列缺

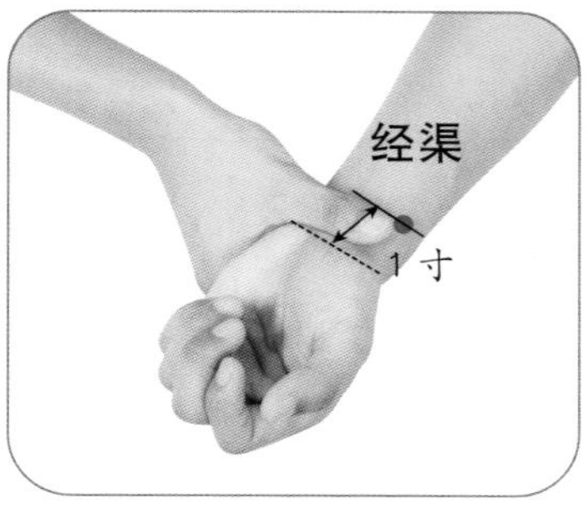

经渠
1寸

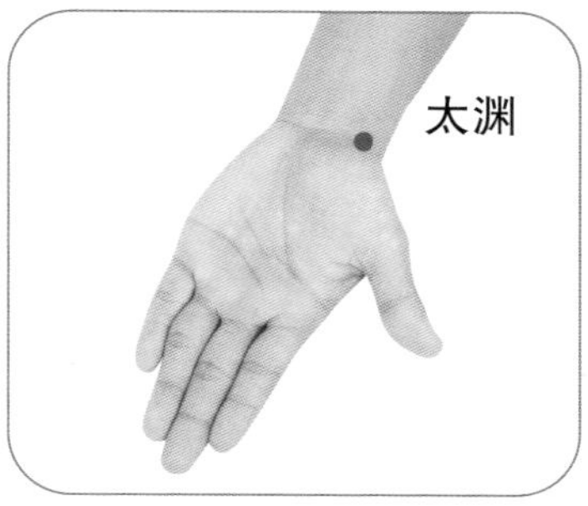

太渊

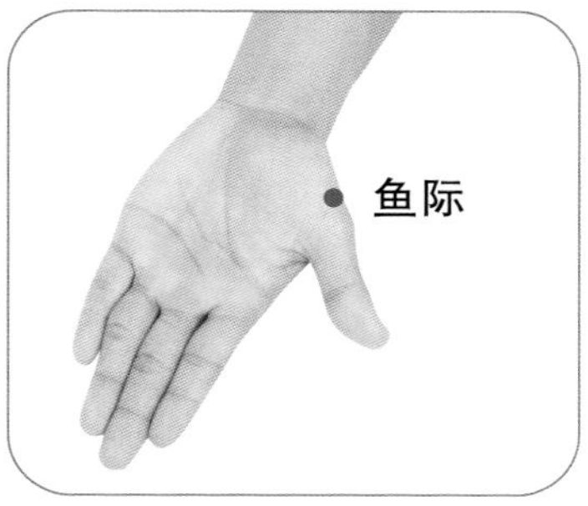

鱼际

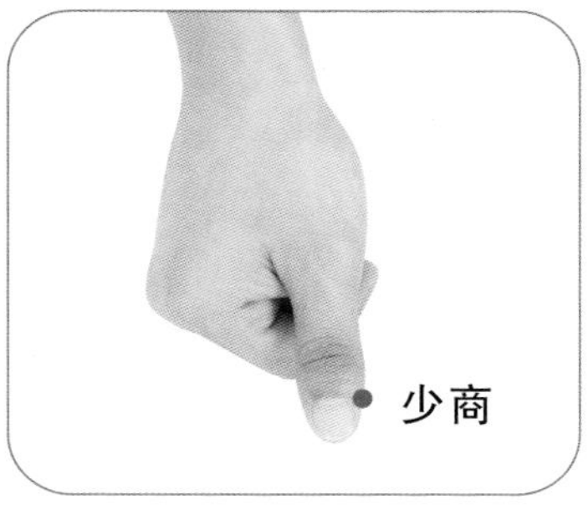

少商

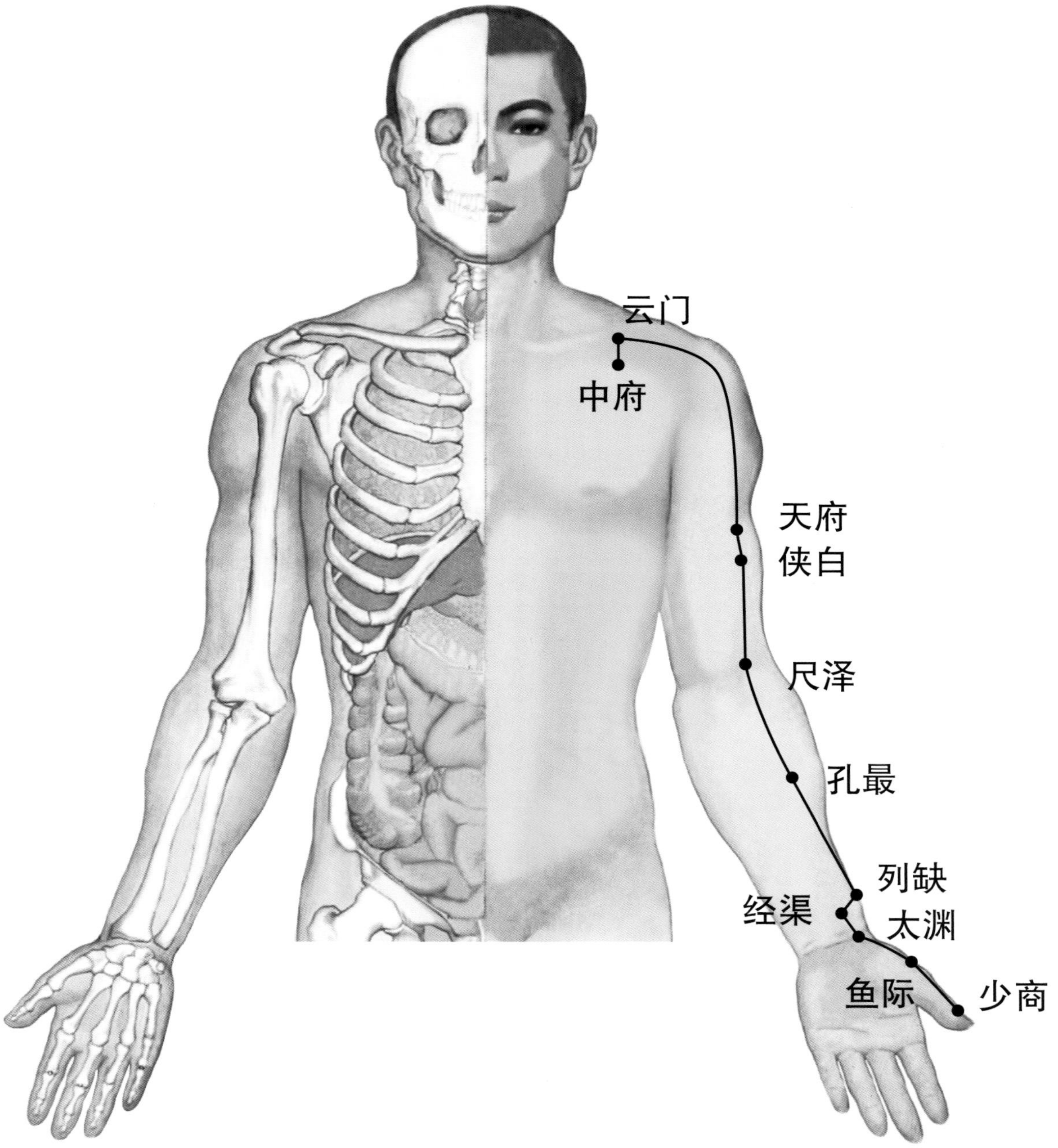

云门
中府
天府
侠白
尺泽
孔最
列缺
经渠
太渊
鱼际
少商

注意：此经脉图只显示了一侧的穴位。

穴位名称	功效妙用	精确定位	简易取穴诀窍
Shāngyáng 商阳 减轻咽喉肿痛	主治咽喉肿痛、齿痛、手指麻木等。感冒引起的咽喉肿痛，可用三棱针点刺放血治疗	在手示指（食指）末节桡侧，距指甲根角侧上方0.1寸，左右手各1穴	微握拳，拇指按压在示指（食指）指甲旁的位置就是商阳
Èrjiān 二间 缓解牙痛	主治热病引起的头痛、牙龈肿痛等。手指麻木、肿胀时可按揉此穴	在示指（食指）第2掌指关节桡侧远端赤白肉际处，左右手各1穴	微握拳，示指（食指）掌指关节前缘凹陷处
Sānjiān 三间 治疗肩周炎	主治手指、手背肿痛及肩周炎等，对腹泻伴肠鸣有较好的疗效	在手背，第2掌指关节桡侧近端凹陷处，左右手各1穴	微握拳，示指（食指）掌指关节后缘桡侧凹陷处
Hégǔ 合谷 主治头面部诸症	治疗牙痛、头痛、口眼歪斜等头面部各症。注意：孕妇不宜针刺	在手背，第1、第2掌骨间，当第2掌骨桡侧的中点处，左右手各1穴	一手拇指指间关节横纹放在另一只手拇、示指（食指）指间的指蹼缘处，拇指尖下即是
Yángxī 阳溪 提神，补阳气	主治心烦引起的焦虑、失眠等；阳溪最能通经活络，经常按压可缓解手腕部疼痛	在腕背侧远端横纹桡侧，拇指上翘，当拇短伸肌腱与拇长伸肌腱之间的凹陷中，左右手各1穴	手朝上，拇指向上翘起，腕横纹前露出两条筋，所形成的凹陷正中就是阳溪
Piānlì 偏历 预防面神经麻痹	主治耳鸣、耳聋、口眼歪斜、腹部胀满、水肿等。经常按揉此穴可预防面神经麻痹	屈肘，在阳溪与曲池连线上，腕背侧远端横纹上3寸，左右各1穴	先两手虎口垂直交叉，当中指端落于前臂背面所指处有一凹陷就是此穴
Wēnliū 温溜 调理肠腑	主治急性肠鸣、腹痛（可用灸法）等，能够缓解手臂酸痛不举，治疗青春痘	在前臂背面桡侧，在阳溪与曲池连线上，腕背侧远端横纹上5寸，左右各1穴	侧腕屈肘，在阳溪与曲池的连线上，阳溪上5寸处取穴
Xiàlián 下廉 专治网球肘	清利肠腑，通经活络。主治网球肘、肘关节炎、腹痛等	在前臂，在阳溪与曲池连线上，肘横纹下4寸，左右各1穴	手三里下三横指处
Shànglián 上廉 缓解臂痛	主治半身不遂、前臂疼痛等，可促进胃蠕动，常与下廉配合使用	在前臂，在阳溪与曲池连线上，肘横纹下3寸，左右各1穴	手三里下量一横指（拇指）
Shǒusānlǐ 手三里 减肥要穴	常用于治疗上臂无力，伸举不能等。常按可调理肠胃	在前臂，当阳溪与曲池连线上，肘横纹下2寸，左右各1穴	将手掌心对着自己的前胸屈肘，曲池下三横指处就是手三里

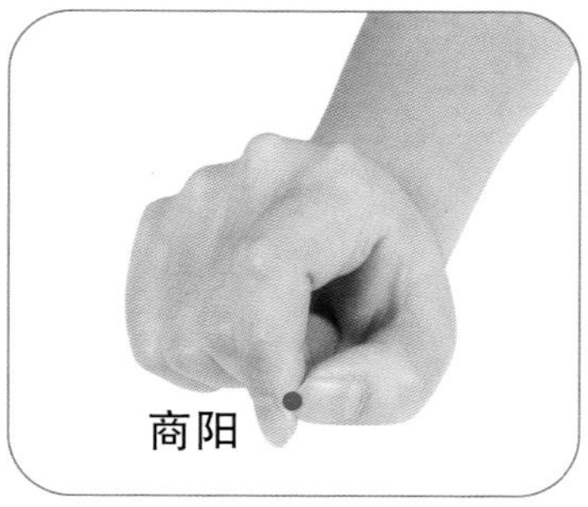

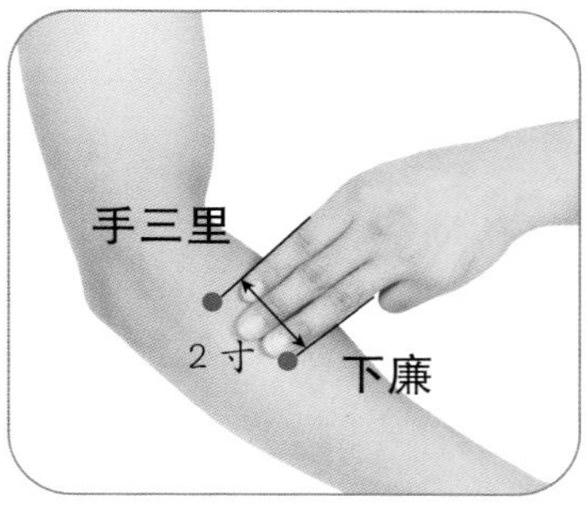

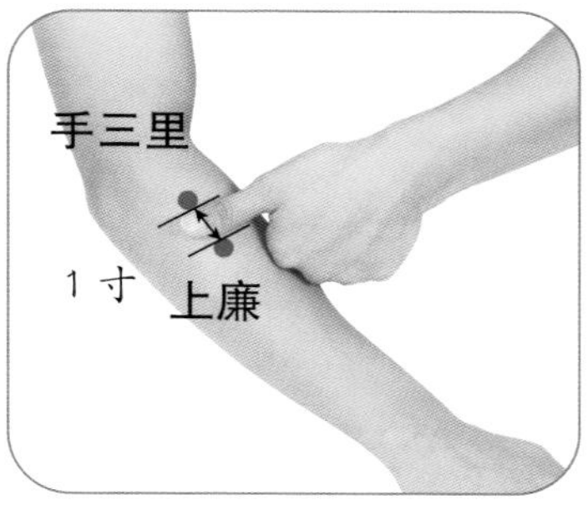

商阳

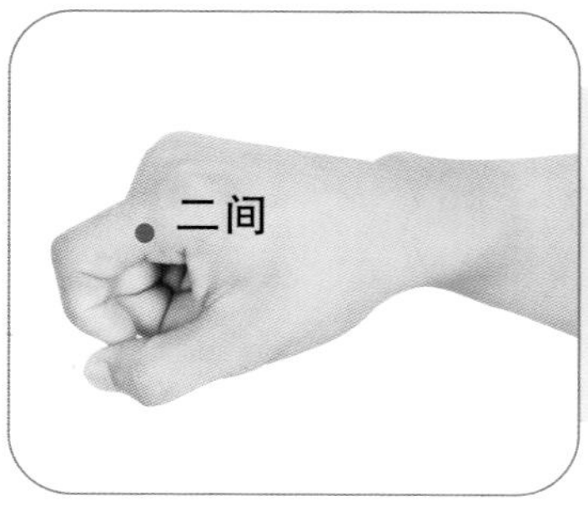

二间

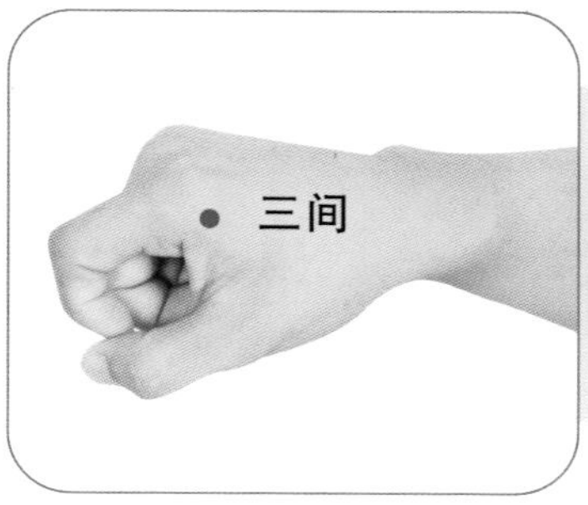

三间

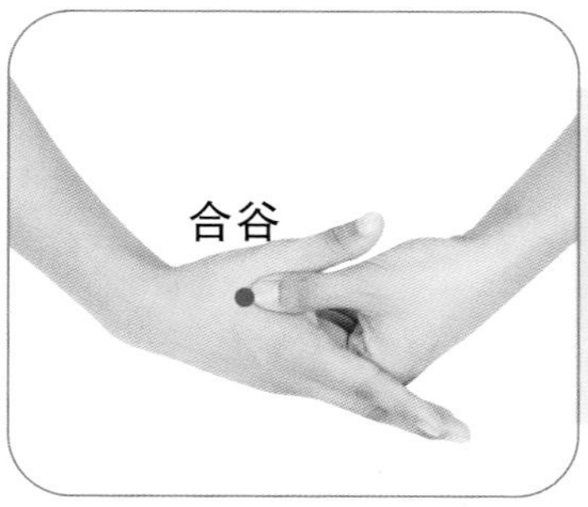

合谷

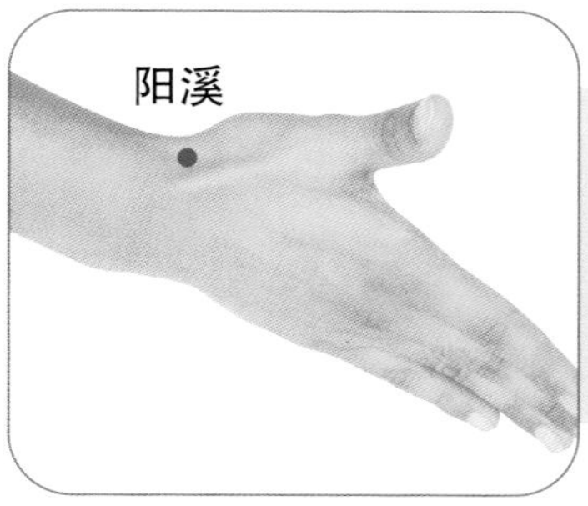

阳溪

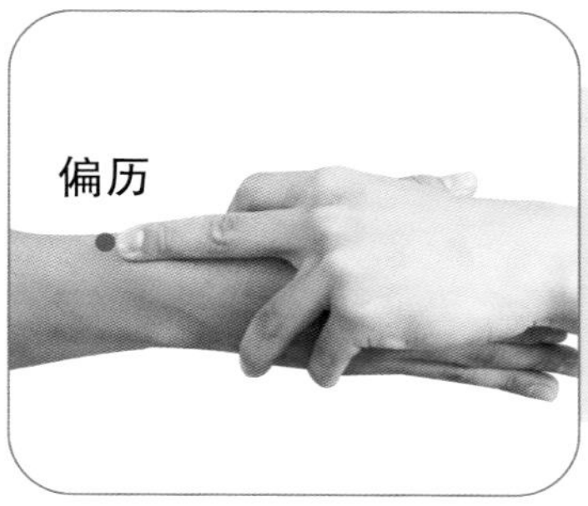

偏历

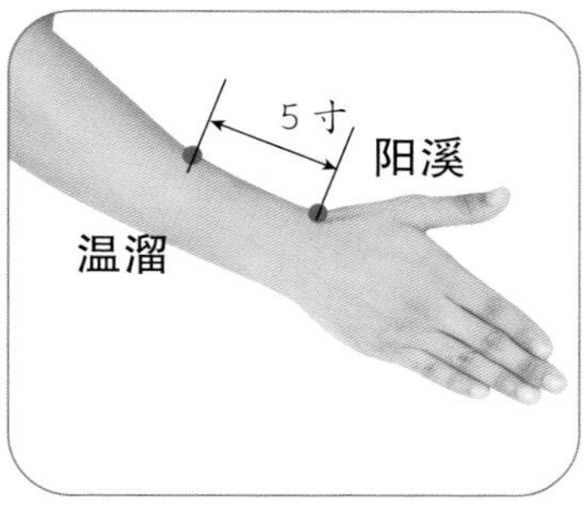

温溜　5寸　阳溪

手三里　2寸　下廉

手三里　1寸　上廉

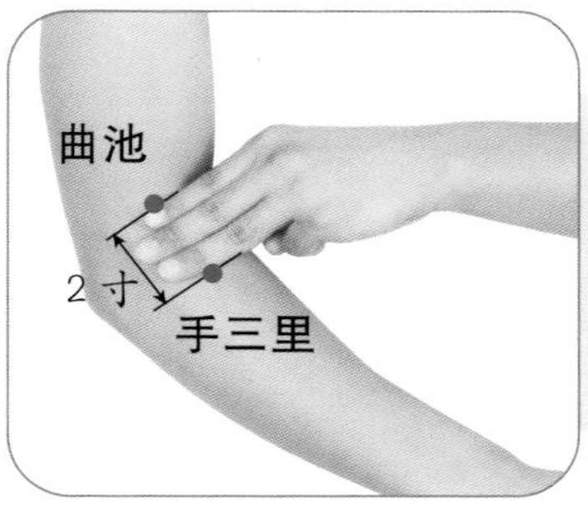

曲池　2寸　手三里

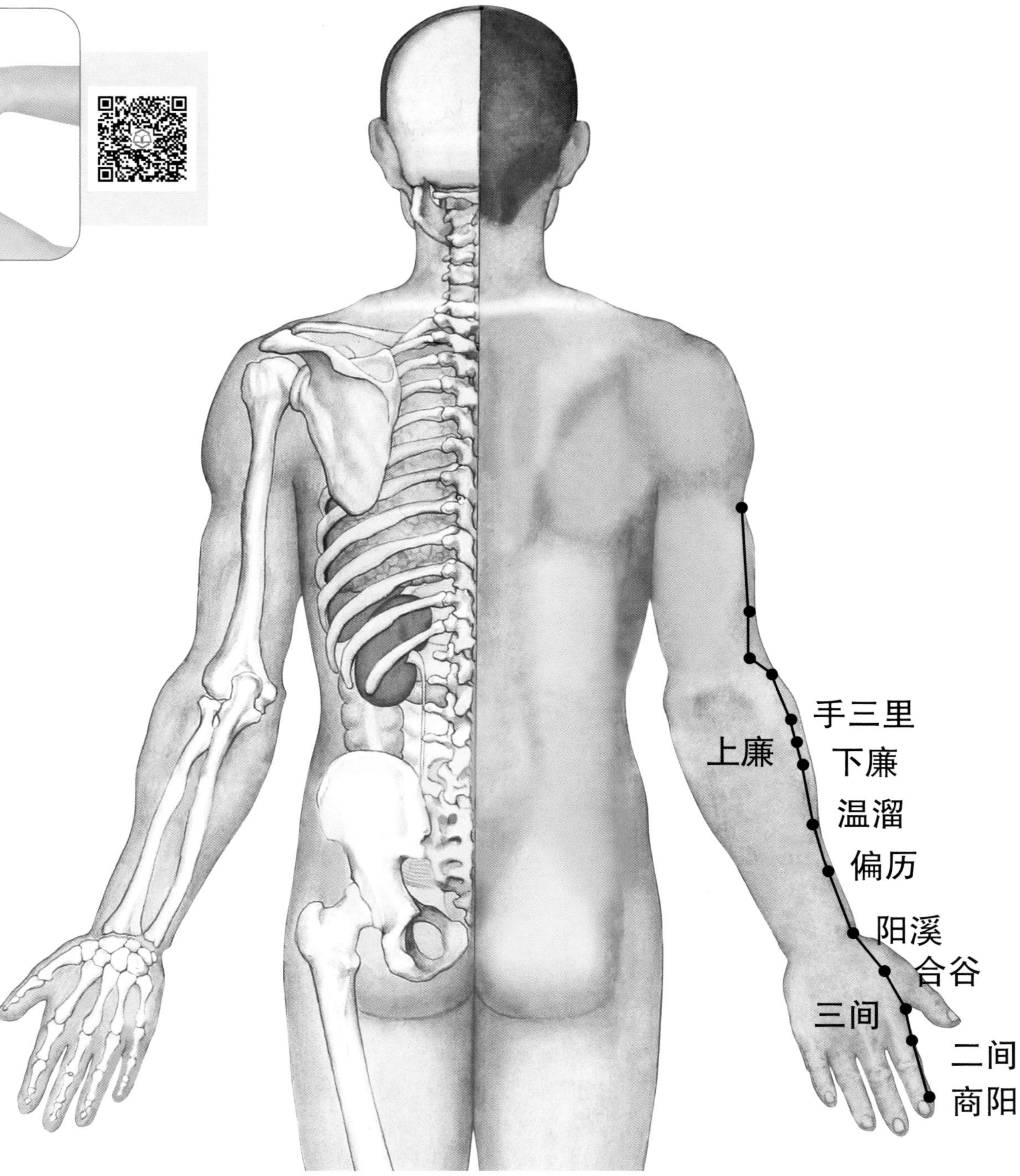

手三里
上廉　下廉
温溜
偏历
阳溪
合谷
三间
二间
商阳

注意：此经脉图只显示了一侧的穴位。

穴位名称	功效妙用	精确定位	简易取穴诀窍
Qūchí **曲池** 主治上肢瘫痪	常用于治疗肩肘关节疼痛、上肢活动不利等。配合足三里可治疗高血压病	在肘横纹桡侧端，屈肘，当尺泽与肱骨外上髁连线中点凹陷处，左右各1穴	掌心朝上，屈肘，肘关节桡侧，肘横纹尽头就是曲池
Zhǒuliáo **肘髎** 缓解手臂麻木	通经、散瘀、止痛。主治手臂疼痛麻木、肱骨外上髁炎等	在臂外侧，屈肘，曲池上方1寸，当肱骨外上髁上缘，髁上嵴前缘，左右各1穴	曲池向上量一横指（拇指），水平向肱骨边缘处
Shǒuwǔlǐ **手五里** 专治肩臂诸症	对肩臂挛痛、肩周炎等有较好的疗效，经常按揉可促进上肢血液循环	在臂外侧，曲池与肩髃连线上，曲池上3寸，左右各1穴	曲池向上量四横指
Bìnào **臂臑** 缓解肩颈部不适	主治肩关节周围炎、颈部僵硬等	在臂外侧，曲池与肩髃连线上，曲池上7寸，三角肌前缘处，左右各1穴	握紧拳，上肢用力绷紧肌肉，曲池上7寸，肩上三角肌止点就是臂臑
Jiānyú **肩髃** 治疗肩周炎	具有舒经活络、通利关节的功效，常按可预防肩周炎	在肩部，三角肌上，肩峰外侧缘前端与肱骨大结节两骨间凹陷中，左右各1穴	将上臂外展至水平时，肩关节上出现明显的凹陷，此凹陷就是肩髃
Jùgǔ **巨骨** 缓解肩背痛	主治半身不遂、肩背痛、肩臂屈伸不能等	在肩上部，锁骨肩峰端与肩胛冈之间凹陷处，左右各1穴	沿着锁骨向外摸至肩峰端，再找到背部肩胛冈，两者之间凹陷处即是
Tiāndǐng **天鼎** 缓解扁桃体红肿疼痛	理气化痰、清咽利膈。主治暴喑、喉痹、哽噎、吞咽困难等	在颈外侧部，胸锁乳突肌后缘，扶突与缺盆连线的中点，左右各1穴	在胸锁乳突肌后缘，当喉结旁，扶突直下1寸
Fú tū **扶突** 改善吞咽困难	主要用于治疗咽喉肿痛、吞咽困难、咳嗽痰多等	在人体的颈外侧部，喉结旁约3寸，当胸锁乳突肌前、后缘中间，左右各1穴	喉结旁水平量约四横指
Kǒuhéliáo **口禾髎** 改善嗅觉减退	主治鼻塞、鼻炎、嗅觉减退、面肌痉挛等	在上唇部，当鼻孔外缘直下，平水沟，左右各1穴	水沟旁0.5寸
Yíngxiāng **迎香** 专治鼻炎鼻塞	通利鼻窍。本穴是治疗各种鼻科疾患的要穴，尤其对鼻炎所致鼻塞有效，还可治疗面瘫	在面部，鼻翼外缘中点旁，鼻唇沟中，左右各1穴	双手微微握拳状，中指食指并拢，中指指尖按鼻翼两侧，此时食指指尖所在位置即迎香穴

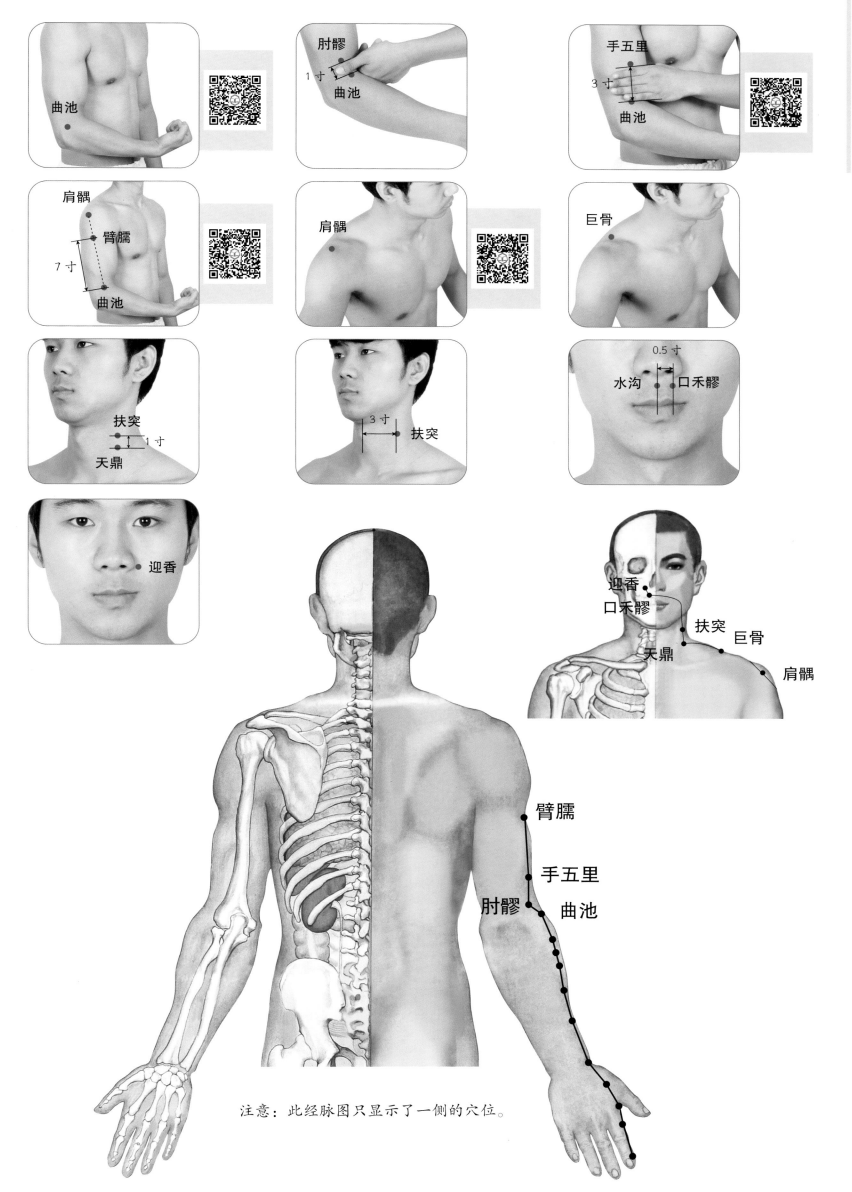

曲池

肘髎
1寸
曲池

手五里
3寸
曲池

肩髃
臂臑
7寸
曲池

肩髃

巨骨

扶突
1寸
天鼎

3寸
扶突

0.5寸
水沟   口禾髎

迎香

迎香
口禾髎
扶突   巨骨
天鼎
肩髃

臂臑

手五里
肘髎   曲池

注意：此经脉图只显示了一侧的穴位。

穴位名称	功效妙用	精确定位	简易取穴诀窍
Chéngqì 承泣 善治眼部诸症	主治目赤肿痛、迎风流泪、近视、夜盲、青光眼、口眼歪斜等疾病	在面部，瞳孔直下，眼球与眼眶下缘之间，左右各 1 穴	目正视，瞳孔直下 0.7 寸，四白上 0.3 寸
Sìbái 四白 眼睛保健穴	可缓解眼部肌肉疲劳、面部痉挛等。可于早、中、晚按揉此穴各 12 次，以防治近视	在面部，目正视，瞳孔直下，当眶下孔凹陷处，左右各 1 穴	患者目正视，医者将拇指横放在眼下，拇指指间关节横纹垂直正对瞳孔，指间关节横纹下端
Jùliáo 巨髎 缓解鼻出血	主治口眼歪斜、鼻出血、唇颊肿等局部五官科疾病	目正视，瞳孔直下，平鼻翼下缘处，当鼻唇沟外侧，左右各 1 穴	目平视，瞳孔向下做一垂直线与鼻翼下缘水平线相交的点就是此穴
Dìcāng 地仓 专治面神经麻痹	配合颊车治疗口眼歪斜、流涎、面神经麻痹等	在面部，口角旁开 0.4 寸处，上直对瞳孔，左右各 1 穴	取正坐位水平视，瞳孔向下做一垂线与口角水平线相交点就是地仓
Dàyíng 大迎 治疗腮腺炎	祛风通络，消肿止痛。主治口角歪斜、颊肿、齿痛、腮腺炎等	在下颌角前下方咬肌附着部前缘凹陷中，面动脉搏动处，左右各 1 穴	闭口鼓腮，下颌骨骨侧边缘、面颊部的凹沟中，用手按之有动脉搏动处
Jiáchē 颊车 专治牙痛	主治牙痛、下颌关节炎等，配合地仓、下关治疗面神经麻痹等	在面部，下颌角前上方约一横指，闭口咬紧牙时咬肌隆起，放松时按之凹陷处，左右各 1 穴	下颌角前方，上下牙咬紧时局部有一肌肉隆起，按之有酸胀感，此处就是颊车
Xiàguān 下关 面瘫常用穴	主治牙关不利、三叉神经痛、面神经麻痹、齿痛、口眼歪斜、耳聋、耳鸣等	在耳屏前，当颧弓下缘中央与下颌切迹所形成的凹陷中，左右各 1 穴	耳前方，颧骨与下颌之间的凹陷处，合口有孔，张口即闭，宜闭口取穴
Tóuwéi 头维 缓解头痛	主治前额痛、偏头痛、双目迎风流泪等。女性经前期头痛，可三棱针点刺头维放血	当额角发际直上 0.5 寸，头正中线旁 4.5 寸，左右各 1 穴	鬓角前缘向上直线与前发际交点上约半横指处就是头维
Rényíng 人迎 面部美容穴	主治咽喉肿痛、瘰疬；高血压病；气喘等。本穴能增强面部血液循环，促使面部皮肤紧致	喉结旁 1.5 寸，在胸锁乳突肌的前缘，颈总动脉搏动处，左右各 1 穴	颈部动脉搏动处之内侧缘，平喉结处即是本穴
Shuǐtū 水突 缓解咽喉肿痛	主治咽喉肿痛、咳嗽、气喘等	在颈部，胸锁乳突肌的前缘，当人迎与气舍连线的中点，左右各 1 穴	在喉结与锁骨中间，人迎与气舍连线的中点
Qìshè 气舍 止呃逆	主治气喘、呃逆、颈项强痛等。呃逆时用手指按压此穴，对止呃逆很有效	人迎直下，在锁骨胸骨端的上缘，胸锁乳突肌的胸骨头与锁骨头之间的凹陷中，左右各 1 穴	位于上胸部，人迎直下，锁骨根部稍中处
Quēpén 缺盆 主治气管炎	主治咳嗽、气管炎、支气管哮喘等肺部疾病	在锁骨上窝，锁骨上缘凹陷中，前正中线旁开 4 寸，左右各 1 穴	乳中直上，在锁骨上窝中央处
Qìhù 气户 主治慢性支气管炎	主治慢性支气管炎、咳嗽、胸闷、肋间神经痛等	在锁骨下缘，前正中线旁开 4 寸，左右各 1 穴	乳中直上，在锁骨下缘处
Kùfáng 库房 治疗气喘	理气宽胸，清热化痰。主治咳嗽、气喘、胸胁胀痛、咳唾脓血等	在胸部，第 1 肋间隙，前正中线旁开 4 寸，左右各 1 穴	乳中直上，在第 1 肋间隙中
Wūyì 屋翳 治疗乳腺疾病	散化胸部之热。主治咳嗽、气喘、咳唾脓血、胸胁胀痛、乳痈等	在胸部，第 2 肋间隙，前正中线旁开 4 寸，左右各 1 穴	乳中直上，在第 2 肋间隙中
Yīngchuāng 膺窗 肺部保健穴	主治咳嗽、气喘、胸胁胀痛等	在胸部，第 3 肋间隙，前正中线旁开 4 寸，左右各 1 穴	乳中直上，在第 3 肋间隙中

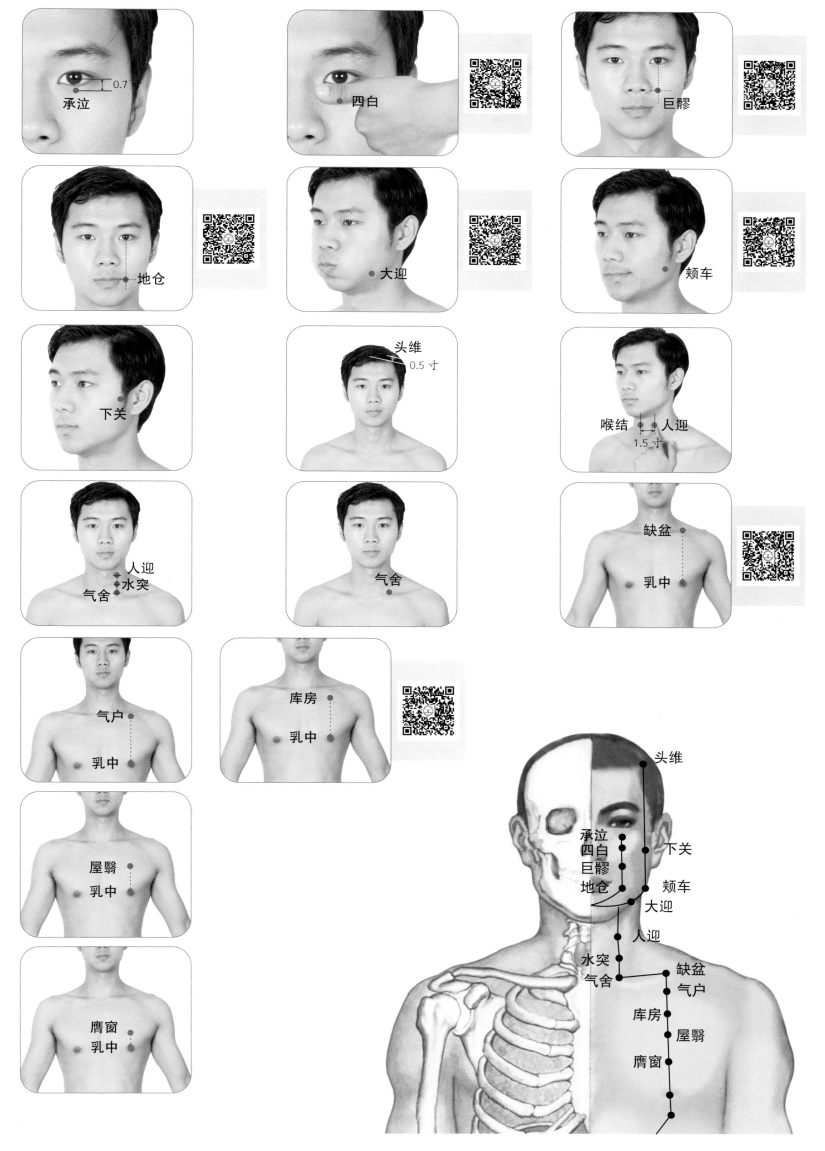

承泣

0.7

四白

巨髎

地仓

大迎

颊车

下关

头维

0.5 寸

喉结　人迎

1.5 寸

人迎
水突
气舍

气舍

缺盆
乳中

气户
乳中

库房
乳中

屋翳
乳中

膺窗
乳中

头维

承泣
四白
巨髎
地仓

下关

颊车

大迎

人迎

水突
气舍

缺盆
气户

库房

屋翳

膺窗

注意：此经脉图只显示了一侧的穴位。

穴位名称	功效妙用	精确定位	简易取穴诀窍
Rǔzhōng 乳中 腧穴定位标志	主治乳痛、难产。本穴不针不灸，只做胸腹部腧穴的定位标志	在胸部，第4肋间隙，乳头中央，左右各1穴	乳头中央
Rǔgēn 乳根 促进泌乳	行气解郁，疏通气血，可促进孕妇分泌乳汁。主治乳痛、乳汁少、食不下咽、胸痛等	在胸部，第5肋间隙，当乳头直下，前正中线旁开4寸，左右各1穴	乳头直下一肋间隙中就是此穴
Bùróng 不容 缓解胃痛	主治呕吐、胃痛、食欲不振、食后腹胀等，可配合中脘治疗	在上腹部，脐中上6寸，前正中线旁开2寸，左右各1穴	天枢直上八横指。
Chéngmǎn 承满 缓解胃痛	理气和胃，降逆止呕。主治胃痛、食欲不振、腹胀、反酸等胃部疾病	在上腹部，脐中上5寸，前正中线旁开2寸，左右各1穴	不容直下一横指（拇指）
Liángmén 梁门 专治急性胃痛	主治急性胃痛、腹胀，可配合足三里；也用于治疗胃炎、胃下垂、胃肠功能紊乱等	在上腹部，脐中上4寸，前正中线旁开2寸，左右各1穴	承满直下一横指（拇指）
Guānmén 关门 治疗腹泻	主治腹痛、腹泻、肠鸣等，可配合灸法	在上腹部，脐中上3寸，前正中线旁开2寸，左右各1穴	天枢直上四横指
Tàiyǐ 太乙 调节情志	主治胃病，还可治疗心烦、癫狂等神志病	在上腹部，脐中上2寸，前正中线旁开2寸，左右各1穴	关门直下一横指（拇指）
Huáròumén 滑肉门 可缓解受惊吓后胃痛	镇惊安神，清心开窍。主治胃痛、呕吐、呃逆、肠鸣、泄泻、癫狂等	在上腹部，脐中上1寸，前正中线旁开2寸，左右各1穴	天枢直上一横指（拇指）
Tiānshū 天枢 肠胃保健穴	通调肠腑，理气健脾。主治急、慢性胃炎等。配合水道、归来治疗月经不调、闭经	在腹部，脐中旁开2寸，左右各1穴	由脐中水平旁外三横指处就是天枢
Wàilíng 外陵 缓解痛经	调理肠胃。主治腹痛、疝气、痛经等	在下腹部，脐中下1寸，前正中线旁开2寸，左右各1穴	天枢直下一横指（拇指）
Dàjù 大巨 调节脏腑	传输胃经水液。主治小腹胀满、肠炎、小便不利、遗精、早泄等	在下腹部，脐中下2寸，前正中线旁开2寸，左右各1穴	天枢直下三横指
Shuǐdào 水道 治疗痛经	祛湿热。主治小腹胀满、小便不利等，配合三阴交治疗痛经	在下腹部，脐中下3寸，前正中线旁开2寸，左右各1穴	天枢直下四横指
Guīlái 归来 调理月经	温经散寒，益气固脱。治疗小腹胀痛、月经不调、痛经等，可配合艾灸法	脐中下4寸，前正中线旁开2寸，左右各1穴	耻骨联合上缘一横指，中极旁外三横指处就是此穴
Qìchōng 气冲 调理月经	治疗肠鸣腹痛、月经不调、不孕、阳痿、功能失调性子宫出血等	在腹股沟稍上方，脐中下5寸，前正中线旁开2寸，左右各1穴	归来直下一横指（拇指）
Bìguān 髀关 缓解腰腿痛	主治下肢痿痹、腰痛膝冷等	在髂前上棘与髌底外侧端连线上，屈髋时平会阴，居缝匠肌外侧凹陷处，左右各1穴	患者屈膝成90°，医者手掌后第一横纹中点按在患者髌骨上缘中点，在中指尖所到达处，做记号，再将手掌第一横纹按在记号上，中指末端到达之处即髀关
Fútù 伏兔 治疗下肢痿证	温经行气。主治膝腿麻痹、酸痛、屈伸不利等	在髂前上棘与髌底外侧端连线上，髌底上6寸，左右各1穴	患者屈膝成90°，医者手指并拢，手掌后第一横纹中点按在患者髌骨上缘中点，中指尖端即是此穴

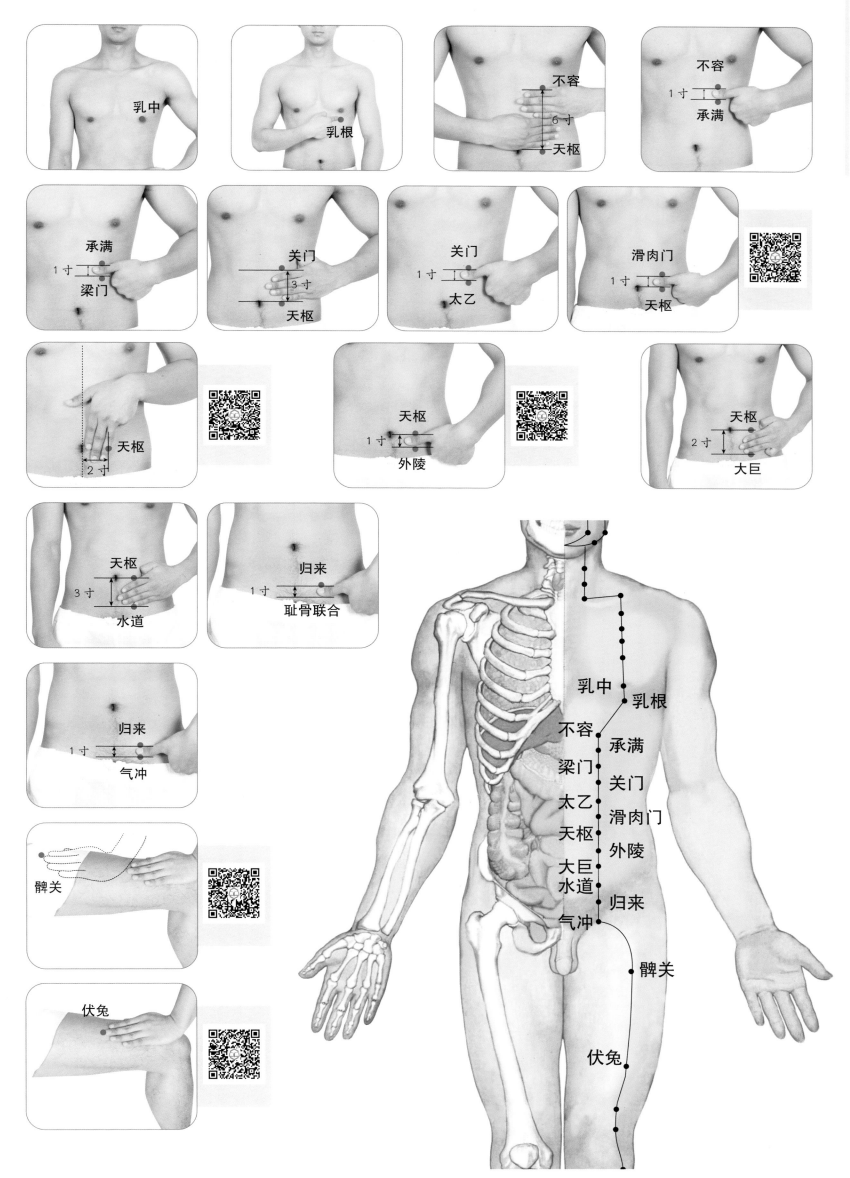

注意：此经脉图只显示了一侧的穴位。

穴位名称	功效妙用	精确定位	简易取穴诀窍
Yīnshì **阴市** 改善下肢麻木	主治下肢痿痹、膝关节疼痛、风寒湿痹等。可配合灸法	在髂前上棘与髌底外侧端连线上，髌底上3寸，左右各1穴	正坐屈膝，髌底外侧直上四横指，按压有痛感处即是
Liángqiū **梁丘** 膝关节痛首选穴	和胃止痛。配合足三里可治疗急性胃痛，还可用于治疗膝关节痛	在髂前上棘与髌底外侧端连线上，髌底上2寸，左右各1穴	用力蹬直下肢，髌骨外上缘上方可见一凹陷，该凹陷正中就是此穴
Dúbí **犊鼻** 缓解膝痛	疏风散寒，理气消肿。常用于治疗膝关节痛、风湿性关节炎。常灸可补气血	屈膝，在髌韧带外侧凹陷中，左右各1穴	屈膝90°，同侧手张开虎口围住髌骨上外缘，四指伸直向下，示指（食指）尖处就是犊鼻
Zúsānlǐ **足三里** 通调脏腑	调理脾胃，补益后天气血。灸足三里可增强体质，预防感冒	在小腿前外侧，犊鼻下3寸，胫骨前嵴外一横指处（拇指），左右各1穴	屈膝90°，由犊鼻往下四横指，距胫骨约一横指处（拇指）就是足三里
Shàngjùxū **上巨虚** 调理肠胃	清热利湿，调理肠腑。主治肠鸣、腹痛、腹泻、便秘及下肢屈伸不利等	在小腿外侧，犊鼻下6寸，足三里下3寸，左右各1穴	犊鼻向下直量两次四横指处
Tiáokǒu **条口** 主治筋部疾病	调肠胃，利气，清热。主治下肢痿痹、转筋、肩臂痛、脘腹疼痛等	在小腿外侧，上巨虚下2寸，左右各1穴	上巨虚直下三横指
Xiàjùxū **下巨虚** 专治小腹痛	调理肠腑。主治小腹痛、腹泻、下肢痿痹等	在小腿外侧，上巨虚下3寸，左右各1穴	上巨虚直下四横指
Fēnglóng **丰隆** 化痰要穴	祛除体内痰湿，既可化有形之痰，也可化无形之痰。主治头痛、眩晕、癫狂、咳嗽、痰多等	在小腿外侧，外踝尖上8寸，条口外1寸，胫骨前嵴外两横指处，左右各1穴	犊鼻与外踝尖处连线的中点处即是丰隆
Jiěxī **解溪** 专治下肢痿证	舒筋活络，镇静安神。主治中风后下肢痿软无力、足下垂等	在踝部，足背踝关节横纹中央凹陷处，当踇长伸肌腱与趾长伸肌腱之间，左右各1穴	足背屈，踝关节前横纹中两条大筋之间的凹陷处，与第2足趾正对处即是解溪
Chōngyáng **冲阳** 专治足痿无力	和胃通络，宁神。主治足痿无力、胃痛、面神经麻痹等	在足背最高处，第2跖骨基底部与中间楔状骨关节处，足背动脉搏动处，左右各1穴	在足背，陷谷上3寸，足背动脉搏动处
Xiàngǔ **陷谷** 消水肿	清热解表，和胃行水，理气止痛。主治面肿、水肿、足背肿痛、肠鸣腹痛等	在足背，第2、3跖骨间，第2跖趾关节近端凹陷处，左右各1穴	足背，第2、3趾趾缝纹头端直上两横指，约1.5寸处，第2、3跖骨结合部之前凹陷中
Nèitíng **内庭** 缓解足背肿痛	清胃热，化积滞。主治胃病吐酸、腹泻、痢疾、便秘、足背肿痛、跖趾关节痛等	在足背，第2、3趾间，趾蹼缘后方赤白肉际处，左右各1穴	足背部，第2、3趾趾缝纹头端正中后上约半横指，第2、3跖趾关节前凹陷中
Lìduì **厉兑** 调情志	和胃通络，开窍醒神。主治齿痛、咽喉肿痛、多梦焦虑等	在足趾，第2趾末节外侧，趾甲根角侧后方约0.1寸，左右各1穴	第2趾外侧趾甲根角旁

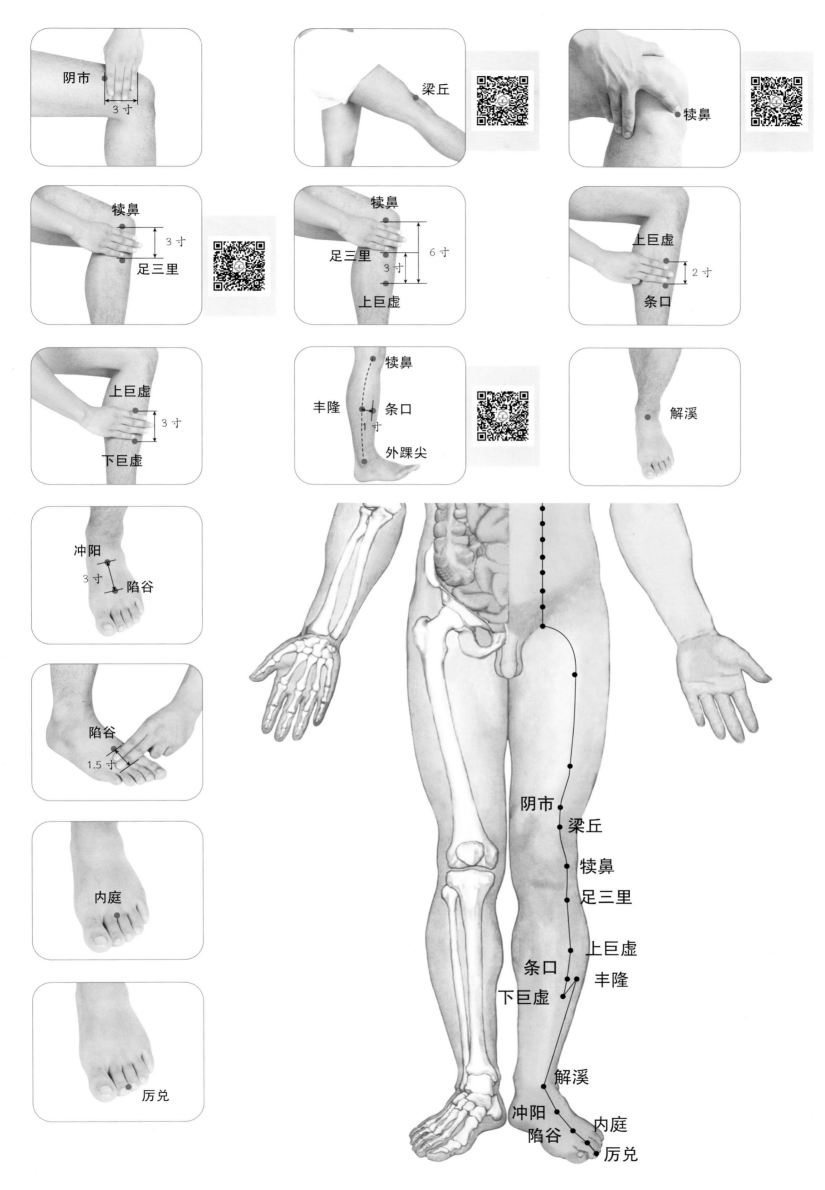

注意：此经脉图只显示了一侧的穴位。

穴位名称	功效妙用	精确定位	简易取穴诀窍
Yǐnbái 隐白 改善月经过多	健脾调血。主治腹胀、便血、多梦等。可配气海、三阴交，用灸法主治妇女月经过多、崩漏	在足大趾末节内侧，趾甲根角侧后方0.1寸，左右各1穴	足大趾内侧，由趾甲内侧缘与下缘各做一垂直线，两线交点就是隐白
Dàdū 大都 预防老年性腿痉挛	健脾利湿，和胃宁神。主治胃痛、呕吐、腹泻、便秘等。常按可预防钙流失造成的痉挛	在足大趾内侧，第1跖趾关节远端，赤白肉际凹陷中，左右各1穴	足大趾内侧根部，赤白肉际处
Tàibái 太白 补脾要穴	调补脾气。主治脾虚引起的腹胀、腹泻、胃痛、便秘等脾胃疾病	在足部，第1跖趾关节近端赤白肉际凹陷处，左右各1穴	在蹈指根部关节后方，赤白肉际凹陷处
Gōngsūn 公孙 改善消化不良	健脾和胃，通经活络。主治胃痛、腹痛、呕吐、足趾麻痛等	在足部，第1跖骨基底部的前下方赤白肉际处，左右各1穴	蹈指内侧后有一关节，往后用手推有一弓形骨，弓形骨后端下缘凹陷处就是公孙
Shāngqiū 商丘 乳腺保健穴	健脾利湿。主治腹胀、下肢水肿等。女性经常按揉此穴对乳腺有保养作用	在足部，内踝前下方凹陷中，当舟骨粗隆与内踝尖连线的中点凹陷处，左右各1穴	脚面翘起，脚面连接小腿的筋内侧第一个凹陷处
Sānyīnjiāo 三阴交 女性保健穴	调补肝肾，行气活血。常用于改善手脚冰凉、治疗妇科疾病等 注意：孕妇禁针	在小腿内侧，内踝尖上3寸，胫骨内侧面后缘，左右各1穴	手四指并拢，小指下边缘紧靠内踝尖上，示指（食指）上缘所在水平线在胫骨后缘的交点
Lòugǔ 漏谷 缓解腹胀	健脾消肿，渗湿利尿。主治下肢痿痹、腹胀、肠鸣、小便不利、遗精等，常与足三里配合	在小腿内侧，胫骨内侧缘后际，内踝尖上6寸，左右各1穴	三阴交直上四横指
Dìjī 地机 主治妇科疾病	健脾，调和营血。主治月经不调、痛经、功能失调性子宫出血等妇科疾病	在小腿内侧，胫骨内侧缘后际，阴陵泉下3寸，左右各1穴	阴陵泉直下四横指
Yīnlíngquán 阴陵泉 机体水液枢纽	健脾利湿，通利三焦。可治疗腹泻、水肿、膝关节及周围软组织疾患	在小腿内侧，胫骨内侧髁下缘与胫骨内侧缘之间的凹陷中，左右各1穴	用拇指沿小腿内由下往上推，在快靠近膝关节时，胫骨后有个凹陷，按之有酸胀感处
Xuèhǎi 血海 治疗血证要穴	理血调经，祛风除湿。主治痛经、闭经、月经不调等，还可防治脱发	屈膝，在髌底内侧端上2寸，当股四头肌内侧头的隆起处，左右各1穴	患者取坐位，屈膝90°，医者立于患者对面，用左手掌心对准右髌骨中央，手掌覆于膝盖，拇指尖所指处

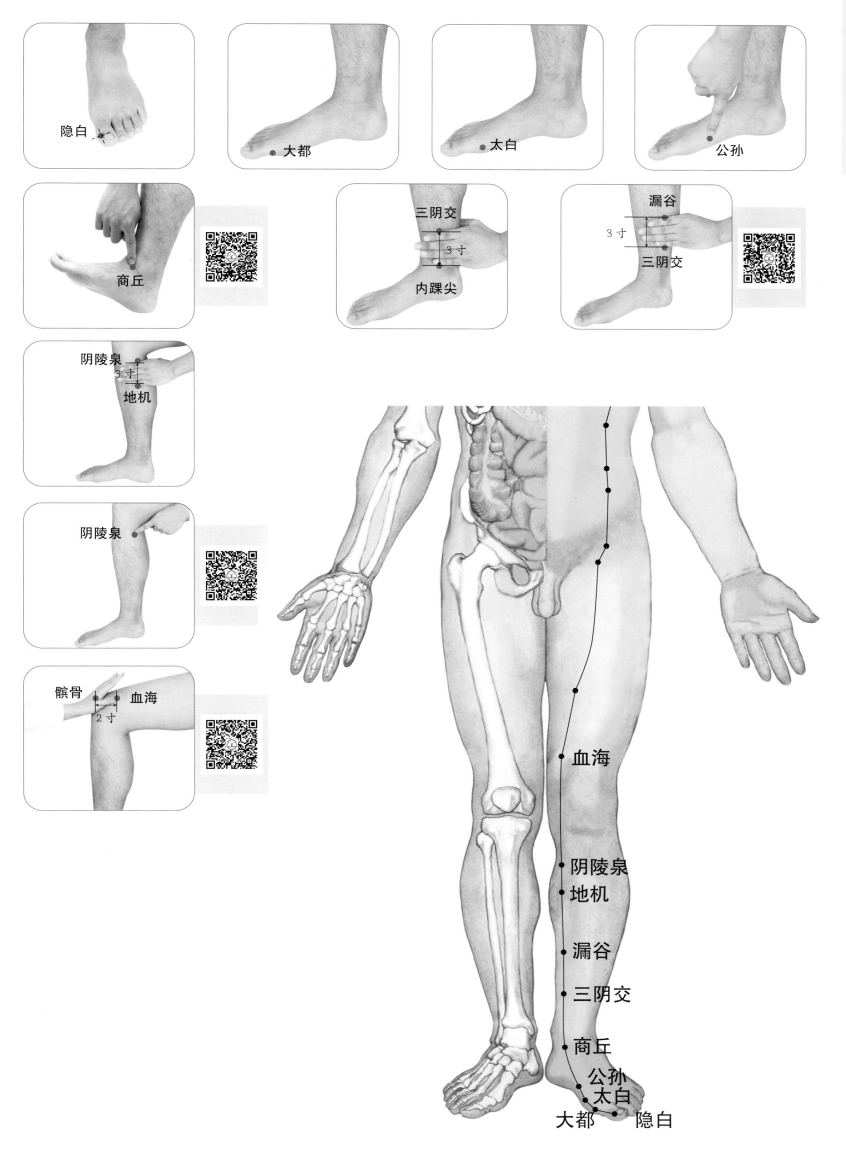

隐白

大都

太白

公孙

商丘

三阴交
3寸
内踝尖

漏谷
3寸
三阴交

阴陵泉
3寸
地机

阴陵泉

髌骨　血海
2寸

血海

阴陵泉
地机

漏谷

三阴交

商丘

公孙
太白

大都　隐白

注意：此经脉图只显示了一侧的穴位。

穴位名称	功效妙用	精确定位	简易取穴诀窍
Jīmén **箕门** 改善遗尿	主治小便不利、遗尿、腹股沟肿痛等	在股前区，髌底内侧端与冲门的连线上 1/3 和下 2/3 交点，长收肌和缝匠肌交角的动脉搏动处，左右各 1 穴	血海直上 6 寸
Chōngmén **冲门** 保护前列腺	降逆利湿，理气消痔。主治腹痛、疝气、白带异常等，男性坚持按揉对前列腺起保健作用	在腹股沟斜纹中，髂外动脉搏动处的外侧，左右各 1 穴	腹股沟外侧可摸到动脉搏动处，其外侧按压有酸胀感处即是
Fǔshè **府舍** 缓解腹痛	健脾消满，理中和胃。主治腹痛、疝气、脾大、便秘等	在下腹部，冲门外上方 0.7 寸，距前正中线 4 寸，左右各 1 穴	脐中下 4.3 寸，前正中线旁开 4 寸
Fùjié **腹结** 防治肠炎	健脾祛湿。主治肠炎、便秘、痢疾等。对顽固性便秘可于左侧腹结埋线治疗	在下腹部，府舍上 3 寸，大横下 1.3 寸，左右各 1 穴	大横下 1.3 寸，前正中线旁开 4 寸
Dàhéng **大横** 通调肠胃	除湿散结，理气健脾。主要用于治疗气滞血瘀引起的便秘、腹痛等	在下腹部，脐中旁开 4 寸，左右各 1 穴	脐中旁开 4 寸
Fù'āi **腹哀** 调理肠胃	温脾止泻。主治消化不良、腹痛、便秘、痢疾等	在上腹部，脐中上 3 寸，前正中线旁开 4 寸，左右各 1 穴	大横直上四横指
Shídòu **食窦** 食管保健穴	运化水谷，和胃下气。主治胸胁胀痛、食后反酸、腹胀、水肿等	在胸部，第 5 肋间隙，前正中线旁开 6 寸，左右各 1 穴	乳中外侧 2 寸，向下 1 肋，当第 5 肋间隙
Tiānxī **天溪** 催乳	宽胸通乳，止咳消肿。主治胸胁疼痛、咳嗽等。孕妇产后乳汁少可推按此穴促进泌乳	在胸部，第 4 肋间隙，前正中线旁开 6 寸，左右各 1 穴	将手的虎口张开，正对同侧乳房四指托住，拇指对着乳房外侧处即是
Xiōngxiāng **胸乡** 缓解胸胁胀满	宽胸理气，疏肝止痛。主治胸胁胀痛等，可配合膻中治疗	在胸部，第 3 肋间隙，前正中线旁开 6 寸，左右各 1 穴	乳中外侧 2 寸，向上 1 肋，当第 3 肋间隙
Zhōuróng **周荣** 缓解肋间神经痛	主治胸胁胀满、气管炎、支气管扩张、肋间神经痛等	在胸部，第 2 肋间隙，前正中线旁开 6 寸，左右各 1 穴	乳中外侧 2 寸，向上 2 肋，当第 2 肋间隙
Dàbāo **大包** 肺部保健穴	宣肺理气，宽胸益脾。主治胸膜炎、支气管哮喘、全身疼痛、四肢无力等	在侧胸部腋中线上，当第 6 肋间隙处，左右各 1 穴	在腋窝下 6 寸的肋骨间隙中

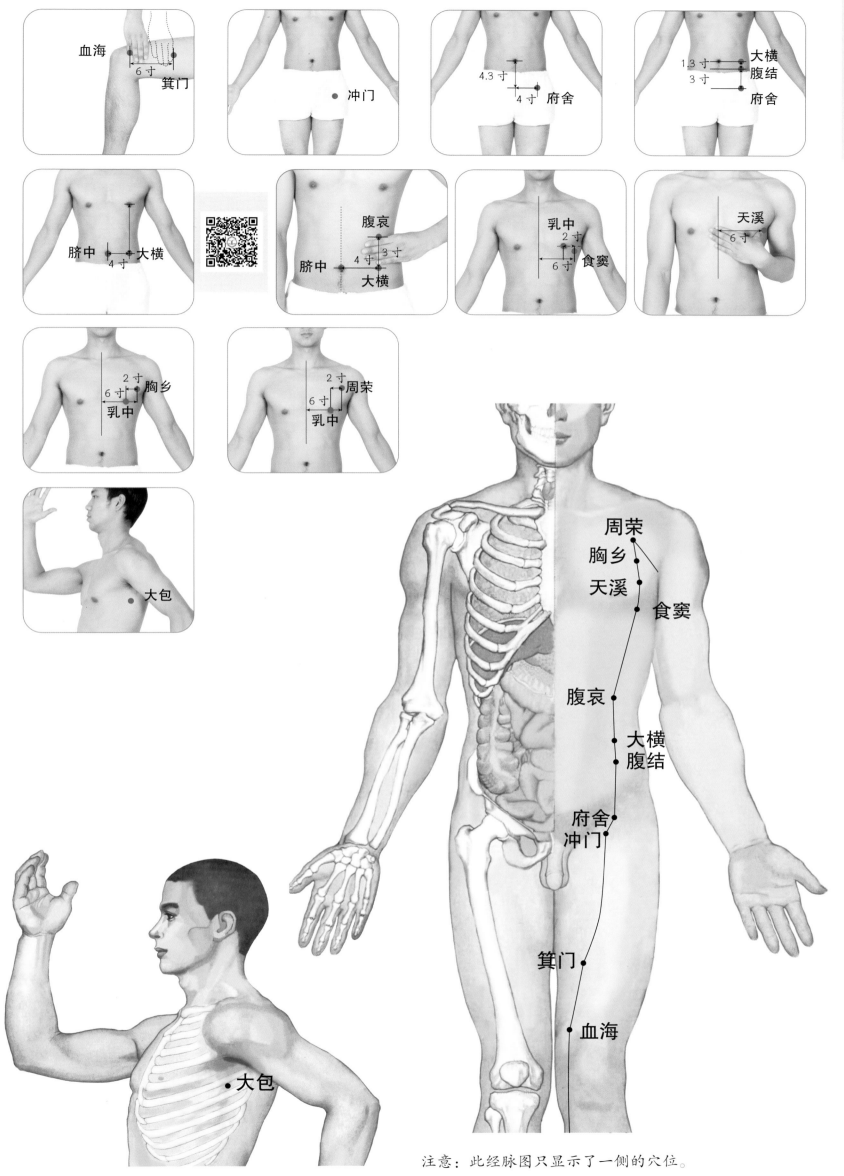

血海
6寸
箕门

冲门

4.3寸
4寸 府舍

1.3寸 大横
3寸 腹结
府舍

脐中 4寸 大横

腹哀
脐中 4寸 3寸
大横

乳中 2寸
6寸 食窦

天溪
6寸

2寸 胸乡
6寸
乳中

2寸 周荣
6寸
乳中

大包

大包

周荣
胸乡
天溪
食窦
腹哀
大横
腹结
府舍
冲门
箕门
血海

注意：此经脉图只显示了一侧的穴位。

穴位名称	功效妙用	精确定位	简易取穴诀窍
Jíquán **极泉** 心脏保健穴	宽胸理气,通经活络。主治心痛、胁肋疼痛、瘰疬、肩臂疼痛等。常按可保健心脏	在腋窝正中,腋动脉搏动处,左右各1穴	上肢上举,腋窝中央可扪及动脉搏动,其内侧就是极泉
Qīnglíng **青灵** 缓解头痛	用于治疗神经性头痛、肩关节周围炎、肋间神经痛、腋下淋巴结肿痛等	在臂内侧,在极泉与少海的连线上,肘横纹上3寸,肱二头肌的内侧沟中,左右各1穴	屈肘,少海直上四横指
Shàohǎi **少海** 心火的"灭火器"	宁心安神,通经活络。主治心火旺引起的失眠、耳鸣,前臂麻木及肘关节周围软组织疾患	屈肘,当肘横纹内侧端与肱骨内上髁连线的中点处,左右各1穴	屈肘90°,肘横纹头内侧就是少海
Língdào **灵道** 安心神	通窍,宁心安神。主治胸痹心痛、悲恐善笑、肘臂挛痛等	在前臂内侧,腕掌侧远端横纹上1.5寸,尺侧腕屈肌腱的桡侧缘,左右各1穴	腕掌侧远端横纹上1.5寸,尺侧腕屈肌腱的桡侧缘
Tōnglǐ **通里** 治暴喑要穴	宁心安神,益阴清心。主治舌强不语,为治暴喑要穴;也可用于治疗嗜睡引起的遗尿等	在前臂,腕掌侧远端横纹上1寸,尺侧腕屈肌腱的桡侧缘,左右各1穴	神门上一横指(拇指)
Yīn xì **阴郄** 缓解心绞痛	宁心凉血。主治心痛,尤其善于治疗心绞痛、盗汗、吐血等	在前臂,腕掌侧远端横纹上0.5寸,尺侧腕屈肌腱的桡侧缘,左右各1穴	仰掌用力握拳,沿尺侧腕屈肌腱内侧的凹陷,从腕掌侧远端横纹向上量0.5寸即是
Shénmén **神门** 调理失眠要穴	补益心气,安定心神。配百会、印堂主治失眠。经常按揉可缓解女性更年期诸症	在腕掌侧远端横纹尺侧端,尺侧腕屈肌腱的桡侧凹陷处,左右各1穴	掌心朝上,小鱼际上角的突起圆骨后缘向上有一条大筋,大筋外侧缘与掌后腕横纹的交点
Shàofǔ **少府** 缓解胸痛	清心宁神。主治心悸、胸痛、小便不利、遗尿、阴痒、阴痛、手指挛痛等	在手掌面,第4、5掌骨之间,横平第5掌指关节近端,左右各1穴	仰掌呈半握拳状,除拇指外,其余四指轻压手掌心,小指处即是本穴
Shàochōng **少冲** 清心热	清热开窍。主治心悸、癫狂等。手部胀痛,可于此处三棱针点刺放血治疗	在小指末节桡侧,指甲根角侧上方0.1寸,左右各1穴	小指指甲桡侧缘与下部分别做一垂线,两线交点处就是少冲

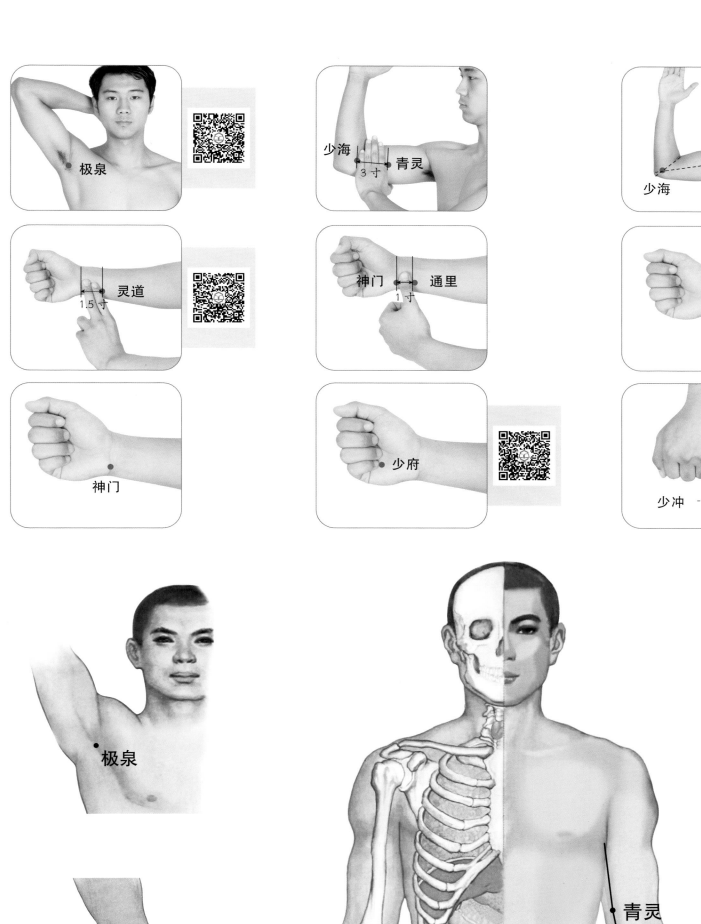

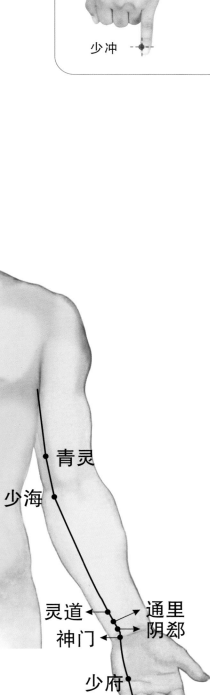

少海　青灵

3寸

少海

极泉

灵道

1.5寸

神门　通里

1寸

阴郄

0.5寸

神门

少府

少冲

极泉

少冲

青灵

少海

灵道　通里

神门　阴郄

少府

注意：此经脉图只显示了一侧的穴位。

穴位名称	功效妙用	精确定位	简易取穴诀窍
Shàozé 少泽 通乳要穴	主治头痛、目翳、咽喉肿痛、乳痈、乳汁少、昏迷、热病等	在手指，小指末节尺侧，指甲根角侧上方0.1寸，左右各1穴	小指指甲尺侧缘与下部分别做一垂线，两线交点处就是少泽
Qiángǔ 前谷 五官健康的帮手	主治热病、乳痈、乳汁少、头痛、目痛、耳鸣、咽喉肿痛等	在手指，第5掌指关节尺侧远端赤白肉际凹陷中，左右各1穴	手掌尺侧，微握拳，当小指近节指骨前的掌指横纹头赤白肉际处
Hòuxī 后溪 治疗落枕常用穴	主治头痛项强、目赤肿痛、落枕、耳聋、耳鸣、癫痫、盗汗、腰背腿痛、手指挛急等	在手掌尺侧，第5掌指关节尺侧近端赤白肉际凹陷中，左右各1穴	自然半握拳，在手掌尺侧，当小指第5掌指关节后的远侧掌横纹头赤白肉际处
Wàngǔ 腕骨 缓解指挛腕痛	主治指挛腕痛、头项强痛、目翳、黄疸、热病、疟疾等	在手掌尺侧，当第5掌骨基底与三角骨之间赤白肉际凹陷处，左右各1穴	沿后溪赤白肉际向后推，有高骨挡住，凹陷中即是
Yánggǔ 阳谷 五官"小医生"	常用于治疗尺神经痛、腮腺炎、齿龈炎、精神病、癫痫等	在腕背横纹尺侧端，当尺骨茎突与三角骨之间的凹陷处，左右各1穴	屈腕，在手背腕外侧摸到两骨结合凹陷处即是
Yǎnglǎo 养老 老年人可常按揉	主治视力减退、眼球充血、半身不遂、急性腰扭伤、落枕等	在前臂，当尺骨茎突桡侧骨缝凹陷中，左右各1穴	掌心向下，另一手示指按在尺骨小头最高点，掌心转胸，尺骨小头滑动，示指摸到的骨边缘处即是
Zhīzhèng 支正 头晕目眩就找它	主治头痛、项强、肘臂酸痛、热病、癫狂、疣症等	在前臂背面尺侧，当阳谷与小海的连线上，腕背侧远端横纹上5寸，左右各1穴	在阳谷与小海的连线上，腕背侧远端横纹上5寸
Xiǎohǎi 小海 缓解肘臂疼痛、麻木	主治肘臂疼痛、麻木，癫痫，精神分裂症，舞蹈病等	在肘内侧，当尺骨鹰嘴与肱骨内上髁之间凹陷处，左右各1穴	该穴位于人体的肘内侧，当尺骨鹰嘴与肱骨内上髁之间凹陷处
Jiānzhēn 肩贞 肩周炎常用穴	主治肩臂疼痛、上肢不遂、瘰疬等	在肩关节后下方，臂内收时腋后纹头上1寸，左右各1穴	肩关节后方，腋后纹头上一横指（拇指）
Nàoshū 臑俞 改善肩臂疼痛	主治肩关节周围炎、淋巴结肿痛等	在肩后，腋后纹头直上，肩胛冈下缘凹陷中，左右各1穴	手臂内收，腋后纹头末端肩贞向上推至肩胛冈下缘处即是
Tiānzōng 天宗 主治咳嗽、气喘	主治肩胛疼痛、肘臂外后侧痛、颊颔肿痛、乳痈、乳癖、咳嗽、气喘等	在肩胛部，当冈下窝中央凹陷处，与第4胸椎相平，左右各1穴	以对侧手，由颈下过肩，手伸向肩胛骨处，中指指腹所在处即是
Bǐngfēng 秉风 散风活络，止咳化痰	主治运动系统疾病、冈上肌肌腱炎、肩周炎、肩胛神经痛、支气管炎等	在肩胛部，冈上窝中央，天宗直上，举臂有凹陷处，左右各1穴	举臂，天宗直上，肩胛部凹陷处即是
Qūyuán 曲垣 肩胛疼痛可找它	主治肩胛疼痛、冈上肌肌腱炎等	在肩胛骨冈上窝内侧端，在臑俞与第2胸椎棘突连线的中点处，左右各1穴	低头，后颈部最突起椎体往下数2个为第2胸椎棘突，与臑俞连线中点处即是
Jiānwàishū 肩外俞 舒筋活络，祛风止痛	主治背疼痛、颈项强急、肺炎、胸膜炎、低血压等	在背部，第1胸椎棘突下，后正中线旁开3寸，左右各1穴	低头，后颈部最突起椎体往下数1个椎骨的棘突下，旁开四横指处即是
Jiānzhōngshū 肩中俞 改善咳嗽、气喘	主治支气管炎、哮喘、支气管扩张、吐血、视力减退、肩背疼痛等	在颈背部，第7颈椎棘突下旁开2寸，左右各1穴	低头，后颈部最突起椎体旁开2寸处即是
Tiānchuāng 天窗 疏散内热	主治耳鸣、耳聋、咽喉肿痛、暴喑、颈项强痛等	在胸锁乳突肌的后缘，约喉结旁开3.5寸，左右各1穴	转头，从耳下向喉咙中央走行的绷紧的肌肉后缘，与喉结相平处即是

穴位名称	功效妙用	精确定位	简易取穴诀窍
Tiānróng **天容** 缓解落枕不适	清热利咽，消肿降逆。主治头痛、耳鸣、耳聋、咽喉肿痛、颈项强痛等	在颈部，下颌角后方，胸锁乳突肌前缘凹陷中，左右各1穴	耳垂下方的下颌角后方凹陷处即是
Quánliáo **颧髎** 缓解面部疼痛	祛风镇惊、清热消肿。主治口眼歪斜、眼睑瞤动、齿痛、三叉神经痛等	在面部，目外眦直下，颧骨下缘凹陷处，左右各1穴	在面部，颧骨最高点下缘凹陷处即是
Tīnggōng **听宫** 主治耳鸣、耳聋	主治耳鸣、耳聋、聤耳、齿痛、失音、癫疾、痫证等	在面部，耳屏正中与下颌骨髁突之间的凹陷中，张口时呈凹陷处，左右各1穴	微张口，耳屏与下颌关节之间凹陷处即是

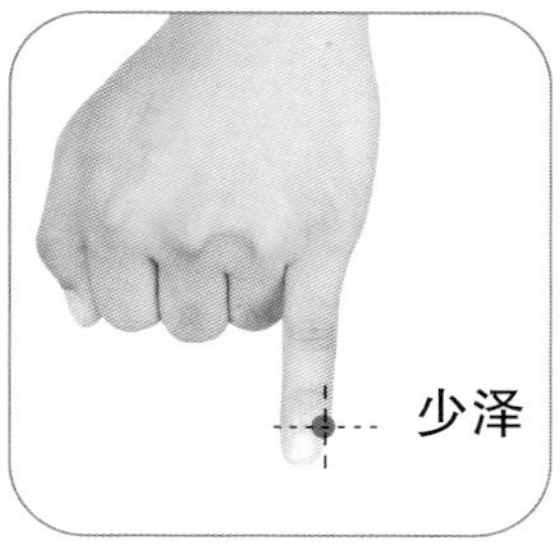

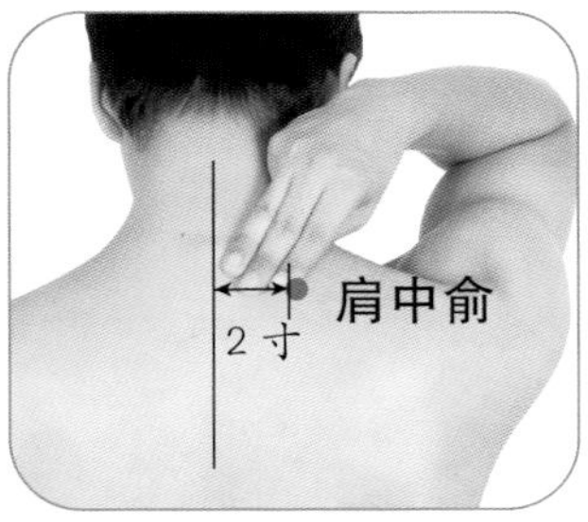

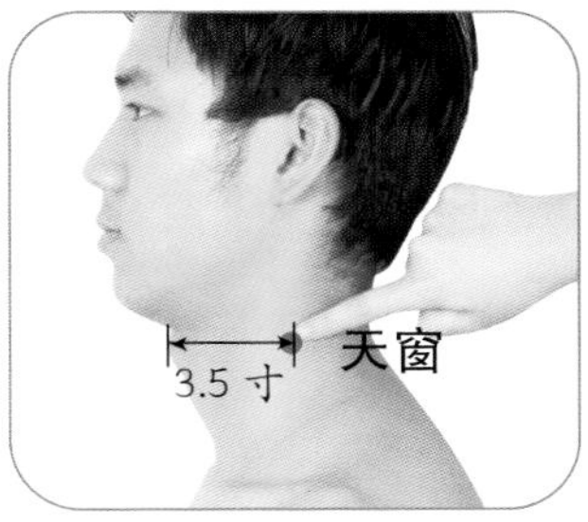

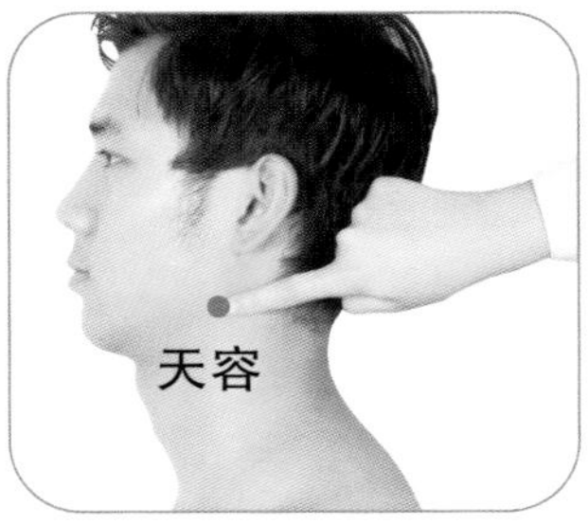

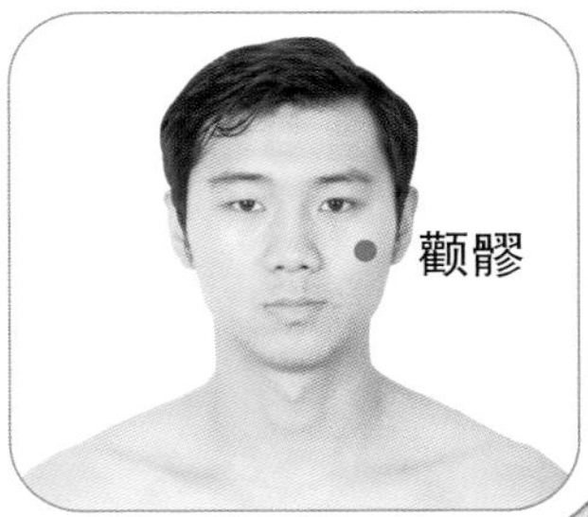

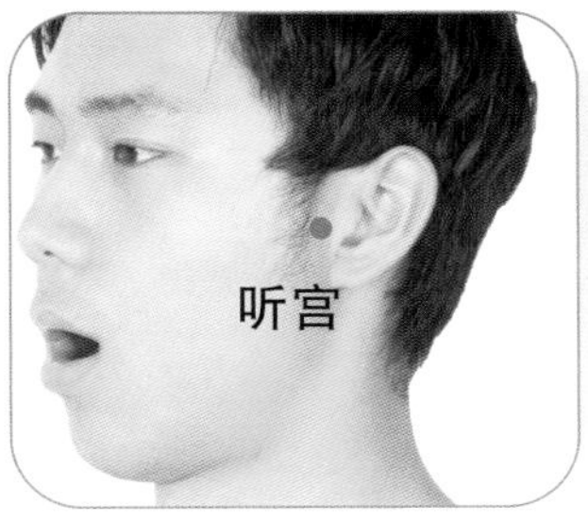

少泽 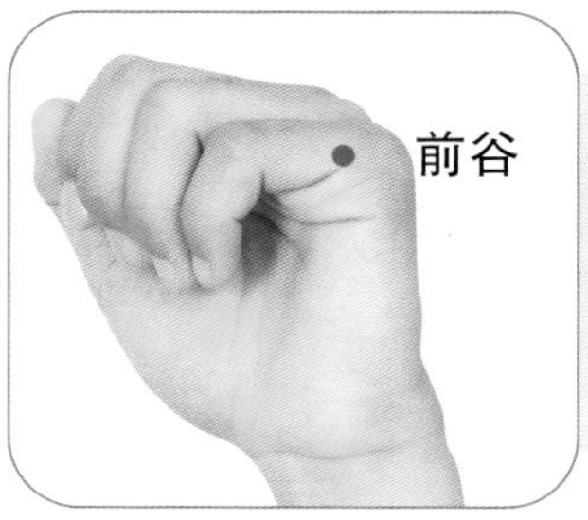 · 前谷 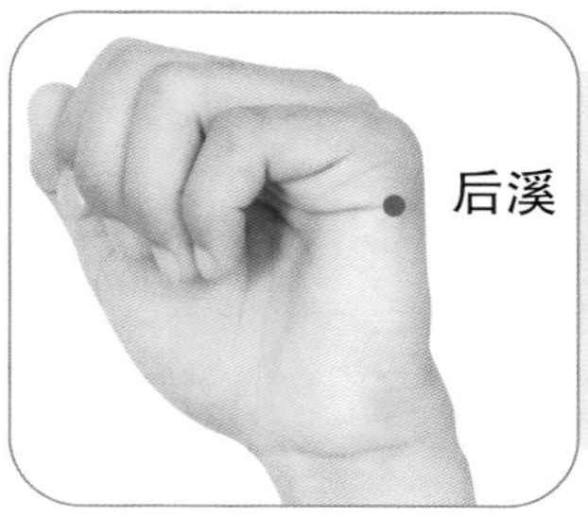 · 后溪 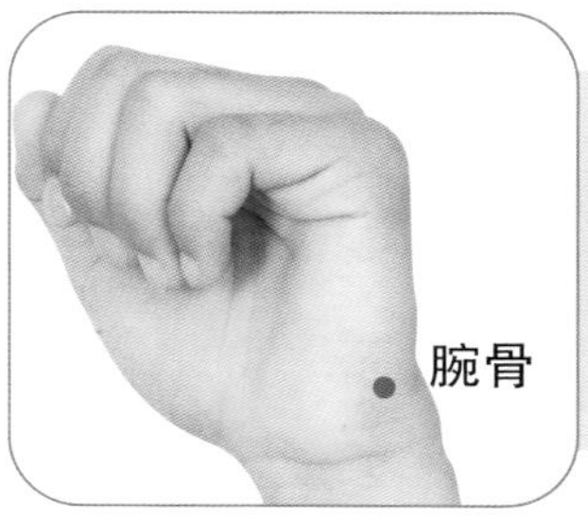 · 腕骨

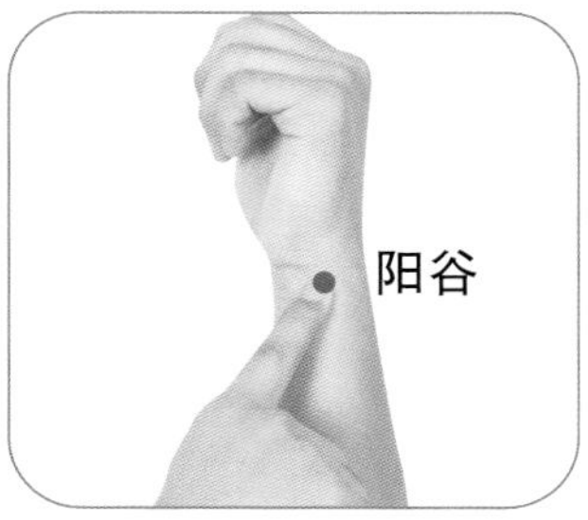

阳谷 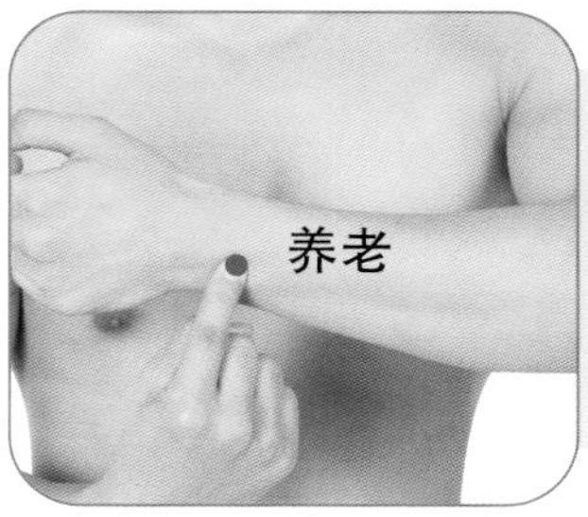 · 养老 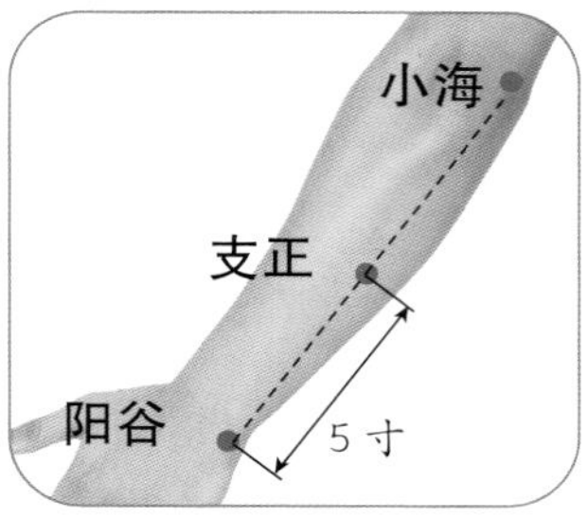 · 小海 · 支正 · 阳谷 · 5寸 · 小海

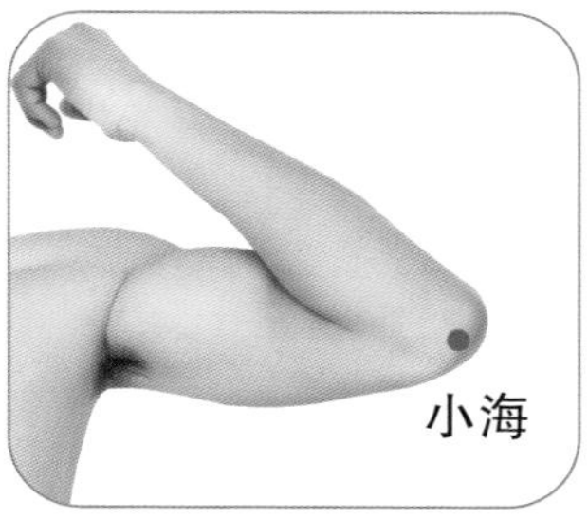

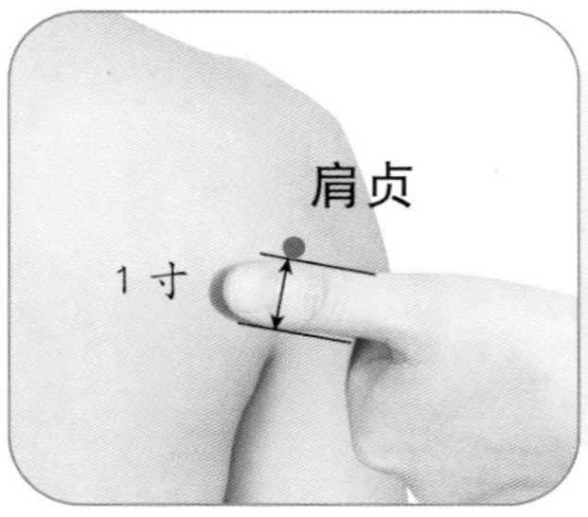

肩贞 · 1寸 · 臑俞 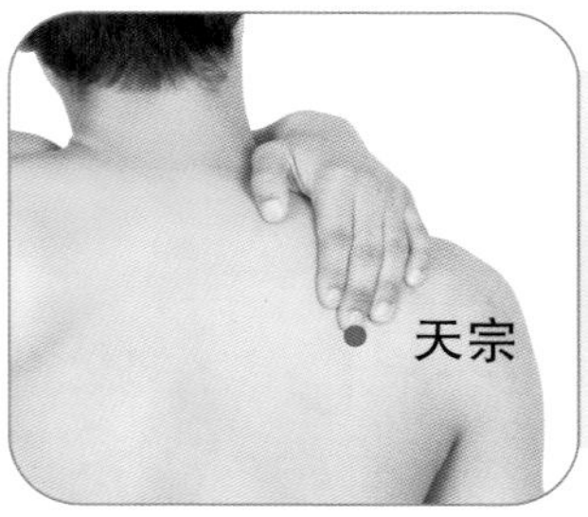 · 天宗 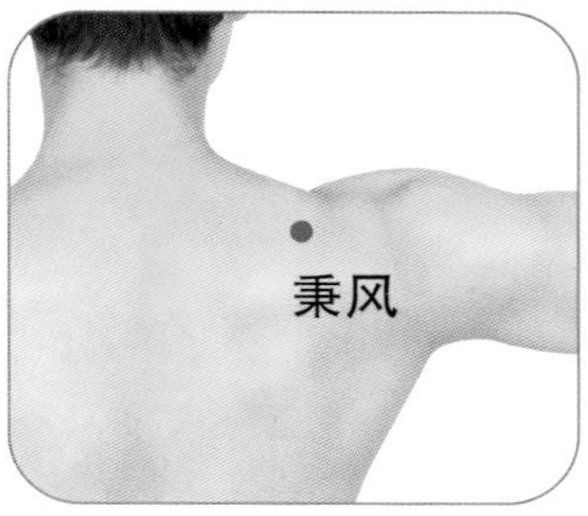 · 秉风

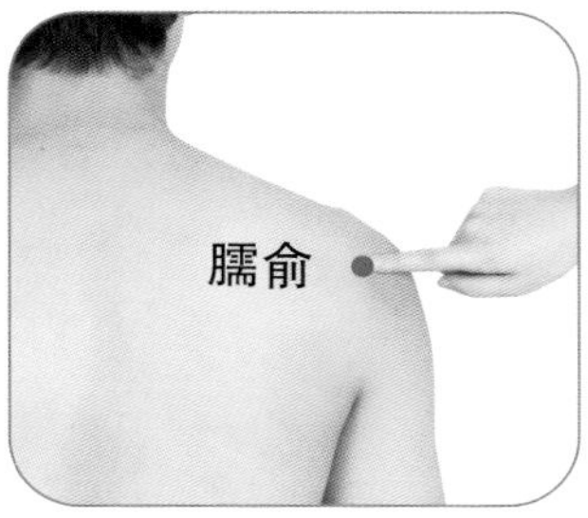

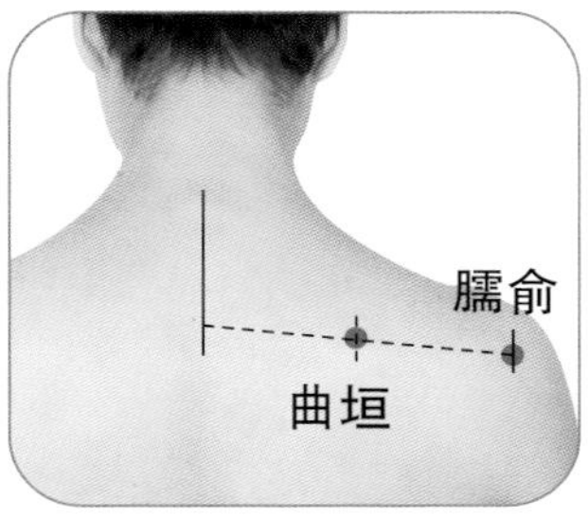

臑俞 · 曲垣 · 肩外俞 · 3寸

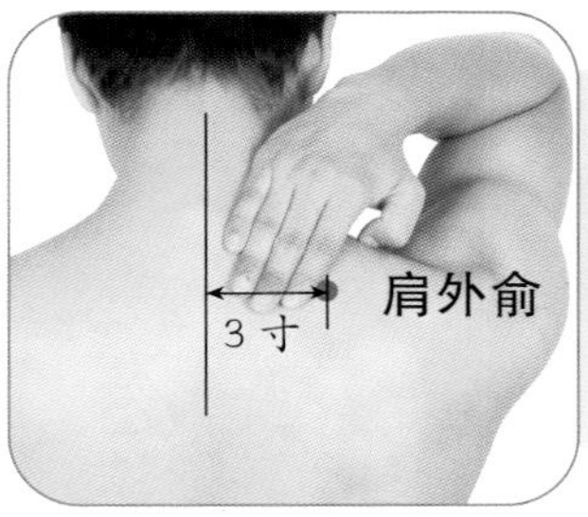

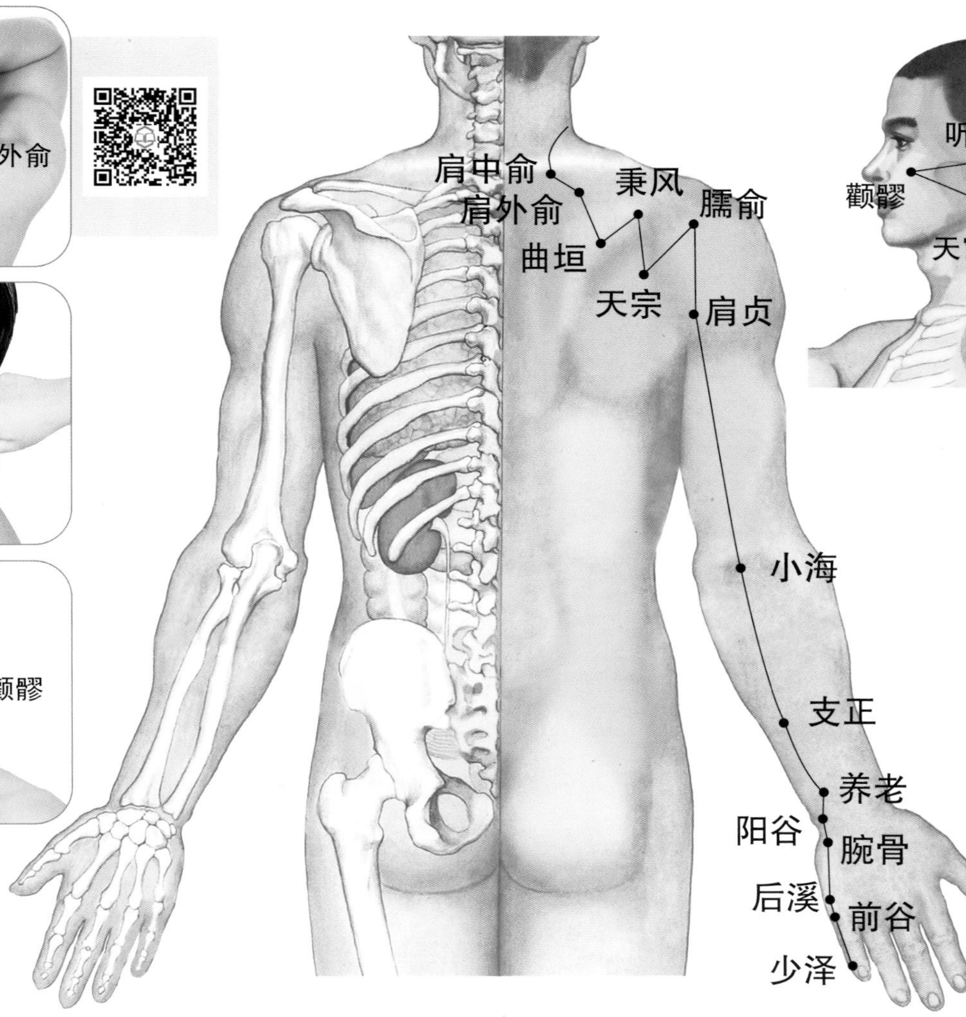

肩中俞 · 2寸 · 天窗 · 3.5寸

天容 · 颧髎 · 听宫

肩中俞 · 秉风 · 臑俞 · 听宫
肩外俞 · 颧髎 · 天容
曲垣 · 天窗
天宗 · 肩贞

小海

支正

养老
阳谷 · 腕骨
后溪 · 前谷
少泽

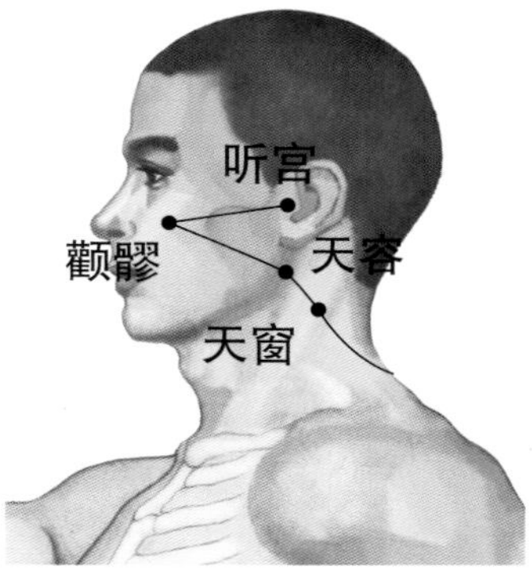

注意：此经脉图只显示了一侧的穴位。

穴位名称	功效妙用	精确定位	简易取穴诀窍
Jīngmíng **睛明** 明目	疏风清热，通络明目。主治各种眼疾、头痛、鼻塞、腰痛等	在面部，目内眦内上方眶内侧壁凹陷处，左右各1穴	正坐合眼，手指置于内侧眼角稍上方，按压有一凹陷处即是
Cuánzhú **攒竹** 反复按压可治疗呃逆	疏风清热，通络明目。主治各种眼疾、头痛、面瘫、呃逆等	在面部，当眉头凹陷中，额切迹处，左右各1穴	皱眉，眉毛内侧端有一隆起处即是
Méichōng **眉冲** 针刺可治疗头痛	疏风清热，清头明目。主治头痛、目赤肿痛、迎风流泪、眉棱骨痛及急慢性结膜炎等	在头部，额切迹直上入发际0.5寸，左右各1穴	手指自眉毛（攒竹）向上推，入发际半横指，按压有痛感处即是
Qūchā **曲差** 配迎香、风府主治鼻疾	疏风清热，清头明目。主治鼻塞、流涕、鼻衄、鼻渊、头痛等	在头部，前发际正中直上0.5寸，旁开1.5寸，左右各1穴	神庭与头维连线的内1/3与中1/3交点处
Wǔchù **五处** 辅助治疗癫痫	疏风泄热，清头明目。主治癫痫、三叉神经痛、结膜炎等	在头部，前发际正中直上1寸，旁开1.5寸，左右各1穴	前发际正中直上一横指（拇指），再旁开1.5寸处即是
Chéngguāng **承光** 改善头痛、鼻塞	疏风泄热，清头明目。主治头痛、癫痫、鼻塞、目视不明、眩晕等	在头部，前发际正中直上2.5寸，旁开1.5寸，左右各1穴	五处后1.5寸
Tōngtiān **通天** 缓解头痛、眩晕	疏风清头，通利鼻窍。主治头痛、目眩、鼻塞、鼻衄、鼻痔及急慢性鼻炎等	在头部，前发际正中直上4寸，旁开1.5寸	承光后1.5寸
Luòquè **络却** 配风池治头晕	疏风清头，通经活络。主治头痛、眩晕、面神经麻痹、精神病、抑郁症等	在头部，前发际正中直上5.5寸，旁开1.5寸，左右各1穴	承光后3寸
Yùzhěn **玉枕** 刮痧可治头痛	疏风清头，通经活络。主治头痛、目眩、鼻塞、鼻衄、鼻痔及鼻炎等	后发际正中直上2.5寸，旁开1.3寸，左右各1穴	沿后发际向上轻推，触及枕骨，由此旁开1.3寸，在骨性隆起外上缘的凹陷处
Tiānzhù **天柱** 改善肩膀肌肉僵硬	疏风清头，通经活络。主治头痛、项强、鼻塞、癫狂痫、肩背痛、热病等	后发际正中直上0.5寸，旁开1.3寸，当斜方肌外缘凹陷中，左右各1穴	正坐低头，触摸颈后有两条大筋（斜方肌），在其外侧，后发际边缘可触及一凹陷处即是
Dàzhù **大杼** 缓解感冒症状	祛风解毒，宣肺降逆。主治颈椎病、风湿性关节炎、支气管炎、支气管哮喘等	在背部，当第1胸椎棘突下，后正中线旁开1.5寸，左右各1穴	低头屈颈，颈背交界处椎骨高突向下推1个椎体，下缘旁开两横指处即是
Fēngmén **风门** 治疗感冒的要穴	宣肺解表，疏风清热。主治感冒、鼻炎、支气管炎、肺炎、肩背软组织疾患等	在背部，当第2胸椎棘突下，后正中线旁开1.5寸，左右各1穴	低头屈颈，颈背交界处椎骨高突向下推2个椎体，下缘旁开两横指处即是
Fèishū **肺俞** 改善呼吸	主治咳嗽、气喘、胸满、鼻塞、骨蒸、潮热、盗汗；喉痹、咯血、风疹、黄疸、痤疮等	在背部，当第3胸椎棘突下，后正中线旁开1.5寸，左右各1穴	低头屈颈，颈背交界处椎骨高突向下推3个椎体，下缘旁开两横指处即是
Juéyīnshū **厥阴俞** 缓解紧张情绪	主治心绞痛、心肌炎、风湿性心脏病、神经衰弱、肋间神经痛等	在背部，当第4胸椎棘突下，后正中线旁开1.5寸，左右各1穴	低头屈颈，颈背交界处椎骨高突向下推4个椎体，下缘旁开两横指处即是

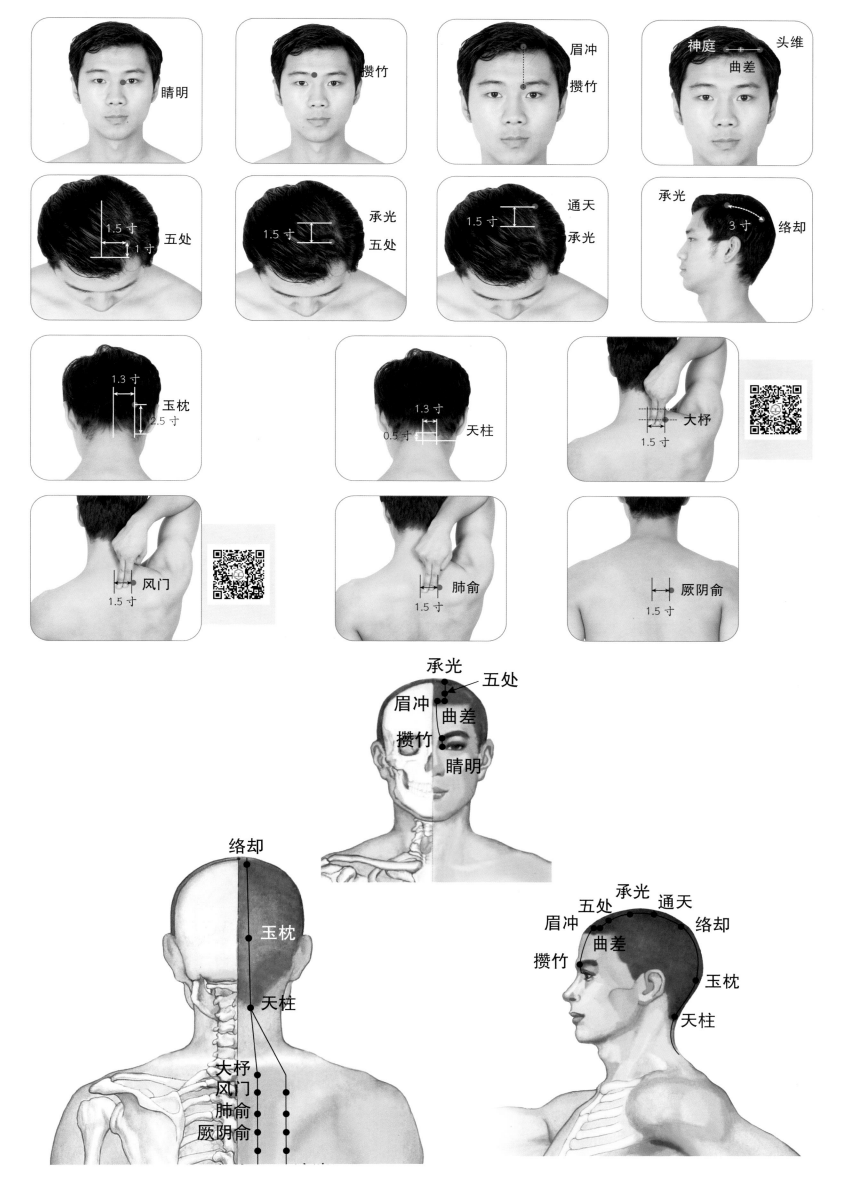

注意：此经脉图只显示了一侧的穴位。

穴位名称	功效妙用	精确定位	简易取穴诀窍
Xīnshū 心俞 可养心安神	主治心痛、心烦、咳嗽、咯血、胸痛引背、健忘、失眠、癫狂痫、梦遗、心惊等	在背部，当第5胸椎棘突下，后正中线旁开1.5寸，左右各1穴	肩胛骨下角水平连线与脊柱相交椎体处，往上推2个椎体，其下缘旁开两横指处
Dūshū 督俞 预防心脏疾病	主治心痛、腹痛、肠鸣、呃逆、心绞痛、银屑病等	在背部，当第6胸椎棘突下，后正中线旁开1.5寸，左右各1穴	肩胛骨下角水平连线与脊柱相交椎体处，往上推1个椎体，下缘旁开两横指处
Géshū 膈俞 治疗呕吐的特效穴	主治胃肠疾患、咳嗽、气喘、吐血、咯血、便血、潮热、盗汗、背痛、脊强等	在背部，当第7胸椎棘突下，后正中线旁开1.5寸，左右各1穴	肩胛骨下角水平连线与脊柱相交椎体处，下缘旁开两横指处
Gānshū 肝俞 清肝明目	主治夜盲、目赤、视物不明、眩晕、黄疸、吐血、衄血、脊背痛、胁痛、癫狂痫等	在背部，当第9胸椎棘突下，后正中线旁开1.5寸，左右各1穴	肩胛骨下角水平连线与脊柱相交椎体处，往下推2个椎体，下缘旁开两横指处
Dǎnshū 胆俞 治疗胆经疾病	主治口苦、舌干、咽痛、呕吐、饮食不下、黄疸、胁痛、腋下肿痛、肺痨、潮热等	在背部，当第10胸椎棘突下，后正中线旁开1.5寸，左右各1穴	第10胸椎棘突下，下缘旁开两横指处
Píshū 脾俞 改善胃肠疾病	主治胃肠疾患、水肿、黄疸、背痛、胁痛等	在背部，当第11胸椎棘突下，后正中线旁开1.5寸，左右各1穴	脐水平线与脊柱相交椎体处，往上推3个椎体，下缘旁开1.5寸即是
Wèishū 胃俞 缓解多食善饥、身体消瘦	主治消化不良、胃脘痛、呕吐、反胃、腹胀、腹泻、痢疾、胃炎、消化性溃疡、肠炎等	在背部，当第12胸椎棘突下，后正中线旁开1.5寸，左右各1穴	脐水平线与脊柱相交椎体处，往上推2个椎体，下缘旁开1.5寸即是
Sānjiāoshū 三焦俞 利水强腰	主治胃肠疾患、小便不利、水肿、黄疸、腰脊强痛、肩背拘急等	在腰部，当第1腰椎棘突下，后正中线旁开1.5寸，左右各1穴	脐水平线与脊柱相交椎体处，往上推1个椎体，下缘旁开1.5寸即是
Shènshū 肾俞 护肾强肾	主治耳鸣耳聋、目昏、腰膝酸痛、遗精、阳痿、小便频数、月经不调、小便不利、水肿等	在腰部，当第2腰椎棘突下，后正中线旁开1.5寸，左右各1穴	两侧髂嵴的最高点的连线与脊柱相交处为第4腰椎棘突，向上数2个骨性突起为第2腰椎棘突，第2腰椎棘突下旁开二横指处
Qìhǎishū 气海俞 益肾壮阳,调经止痛	主治痛经、崩漏、痔、腰痛、腰腿不利等	在腰部，当第3腰椎棘突下，后正中线旁开1.5寸，左右各1穴	脐水平线与脊柱相交椎体处，往下推1个椎体，下缘旁开1.5寸即是
Dàchángshū 大肠俞 缓解风湿腰痛	治疗急慢性肠炎、细菌性痢疾、阑尾炎、腰部软组织损伤、骶髂关节炎、坐骨神经痛等	在腰部，当第4腰椎棘突下，后正中线旁开1.5寸，左右各1穴	两侧髂前上棘连线与脊柱交点下，旁开1.5寸即是
Guānyuánshū 关元俞 调理下焦	主治腹胀、腹泻、腰骶痛、小便频数或不利、遗尿等	在腰部，当第5腰椎棘突下，后正中线旁开1.5寸，左右各1穴	两侧髂前上棘连线与脊柱交点，往下推1个椎体，下缘旁开1.5寸即是
Xiǎochángshū 小肠俞 防治泌尿生殖系统疾病	主治遗精、遗尿、尿血、尿痛、带下；腹泻、痢疾；疝气、腰骶痛等	在骶部，骶正中嵴旁开1.5寸，横平第1骶后孔，左右各1穴	当第1骶椎左右二指宽处，与第1骶后孔齐平
Pángguāngshū 膀胱俞 改善小便不利	主治腹泻、遗尿、小便不利、便秘、肠炎、坐骨神经痛、腰脊强痛等	在骶部，第2骶椎棘突下旁开1.5寸，约平第2骶后孔，左右各1穴	两侧髂前上棘连线与脊柱交点，往下推3个椎体，旁开1.5寸即是

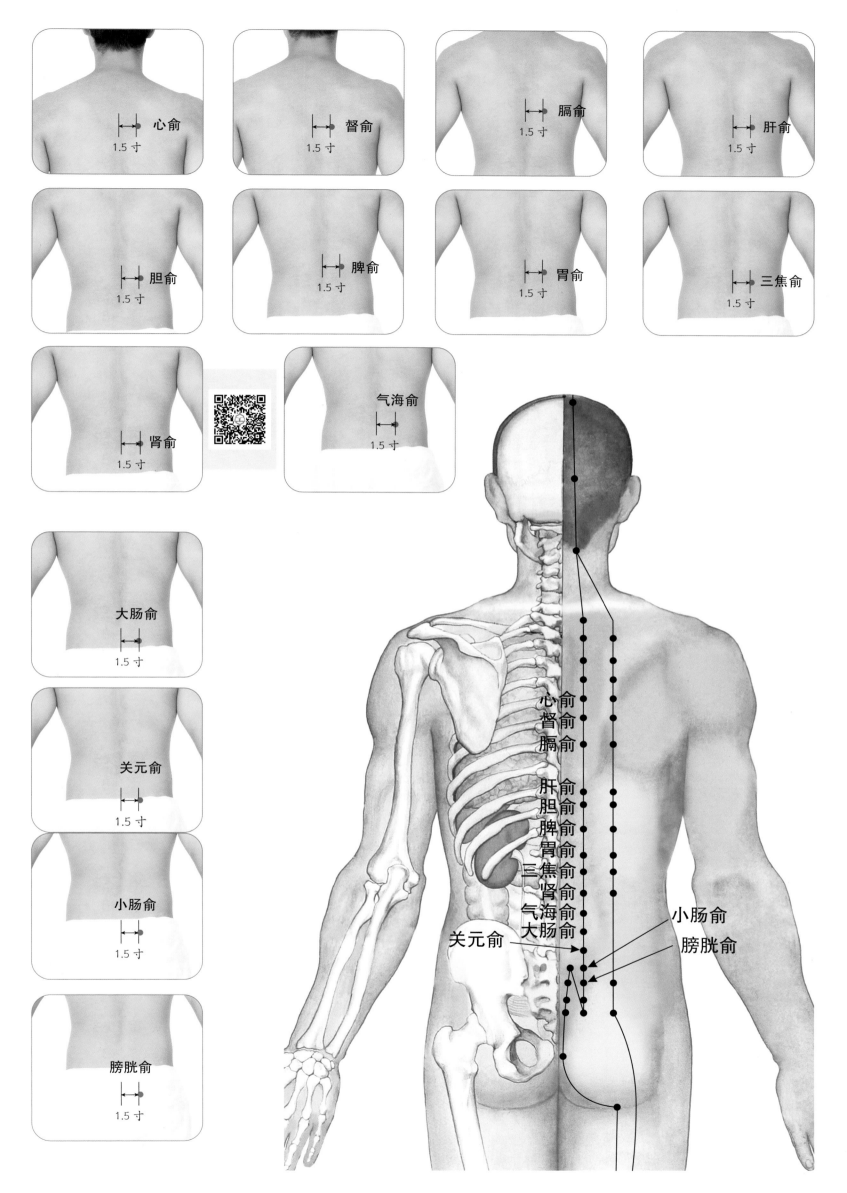

心俞 1.5 寸

督俞 1.5 寸

膈俞 1.5 寸

肝俞 1.5 寸

胆俞 1.5 寸

脾俞 1.5 寸

胃俞 1.5 寸

三焦俞 1.5 寸

肾俞 1.5 寸

气海俞 1.5 寸

大肠俞 1.5 寸

关元俞 1.5 寸

小肠俞 1.5 寸

膀胱俞 1.5 寸

心督膈
肝胆脾胃焦肾
气海大肠
关元俞

小肠俞
膀胱俞

注意：此经脉图只显示了一侧的穴位。

穴位名称	功效妙用	精确定位	简易取穴诀窍
Zhōnglǚshū **中膂俞** 益肾温阳，调理下焦	主治腰肌劳损、坐骨神经痛、肠炎等	在骶部，骶正中嵴旁开1.5寸，约平第3骶后孔，左右各1穴	两侧髂前上棘连线与脊柱交点，往下推4个椎体，下缘旁开两横指处即是
Báihuánshū **白环俞** 主治男女生殖 系统疾病	主治遗尿、遗精、月经不调、带下、疝气、腰骶痛等	在骶部，当骶正中嵴旁1.5寸，平第4骶后孔，左右各1穴	俯卧位，第4骶后孔，旁开两指
Shàngliáo **上髎** 改善腰腿痛	主治睾丸炎、卵巢炎、子宫内膜炎、盆腔炎、腰部神经痛、坐骨神经痛、下肢瘫痪等	在骶部，正对第1骶后孔中，左右各1穴	俯卧，示指、中指、无名指和小指分别按在1～4骶椎棘突上，向外移行一横指，示指处即是
Cìliáo **次髎** 治疗痛经	同上髎，为泌尿生殖系统疾病的常用穴	在骶部，正对第2骶后孔中，左右各1穴	同上髎的取穴方法，此时中指所指的位置即为次髎
Zhōngliáo **中髎** 治疗男科疾病	同上髎	在骶部，正对第3骶后孔中，左右各1穴	同上髎的取穴方法，此时环指（无名指）所指的位置即为中髎
Xiàliáo **下髎** 防治生殖系统疾病	同上髎	在骶部，正对第4骶后孔中，左右各1穴	同上髎的取穴方法，此时小指所指的位置即为下髎
Huìyáng **会阳** 治疗痔	主治肛肠病等疾患	在骶尾部，尾骨端旁开0.5寸，左右各1穴	尾骨尖旁开0.5寸
Chéngfú **承扶** 通便消痔	主治痔疾、腰背疼痛、小便不利等	在臀横纹的中点，左右各1穴	臀下横纹正中点，按压有酸胀感处即是
Yīnmén **殷门** 强健腰腿	主治坐骨神经痛、腰肌劳损、急性腰扭伤、股部炎症等	在承扶与委中的连线上，承扶下6寸，左右各1穴	承扶下6寸
Fúxì **浮郄** 缓解小腿痉挛	主治股腘部疼痛、麻木，便秘等	在腘横纹外侧端，委阳上1寸，股二头肌腱的内侧，左右各1穴	委阳上一横指（拇指）
Wěiyáng **委阳** 按压治疗腰背痛	主治腰肌劳损、腓肠肌痉挛、泌尿系统感染等	腘横纹外侧端，当股二头肌腱的内侧，左右各1穴	膝盖后面凹陷中央的腘横纹外侧，股二头肌腱内侧即是
Wěizhōng **委中** 缓解腰背痛	主治腰痛、髋关节屈伸不利、腘肌挛急、自汗、盗汗、疟疾、遗尿、小便难等	在腘横纹中点，当股二头肌腱与半腱肌肌腱的中间，左右各1穴	膝盖后面凹陷中央的腘横纹中点即是

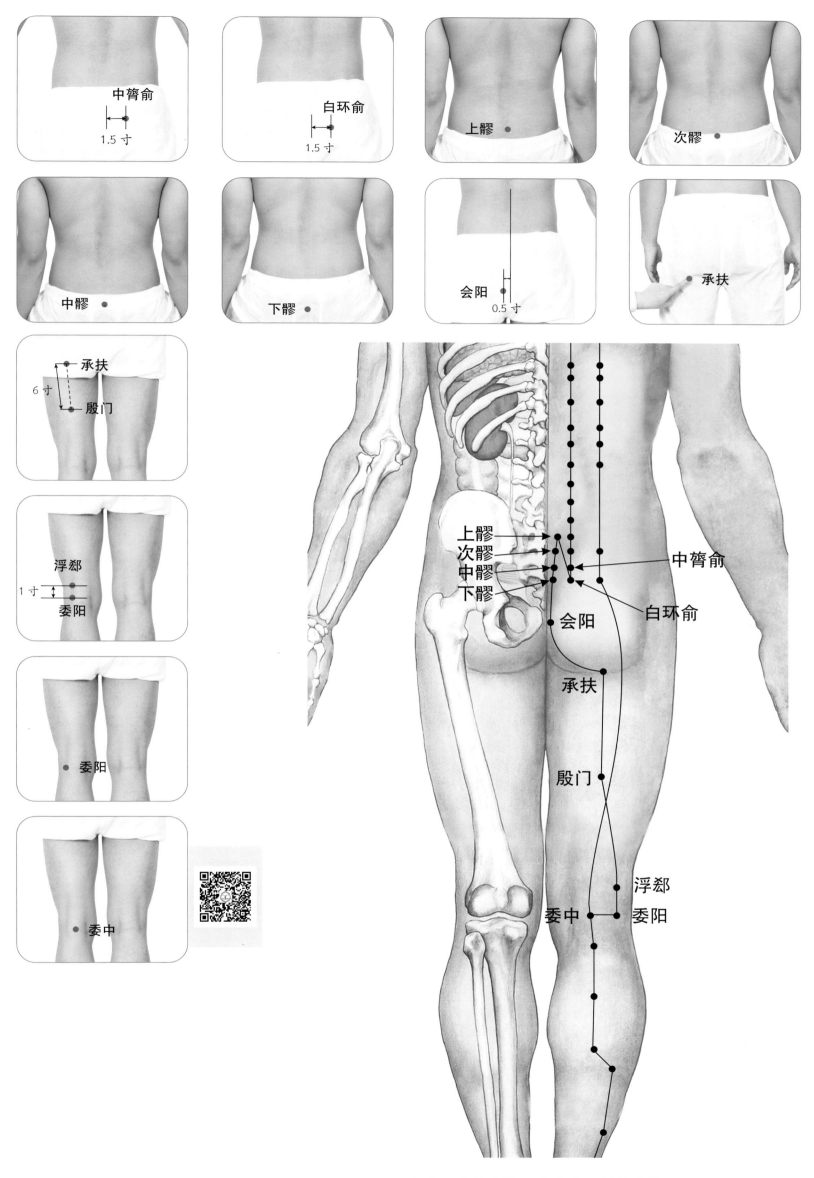

中膂俞
1.5 寸

白环俞
1.5 寸

上髎

次髎

中膂

下髎

会阳
0.5 寸

承扶

承扶
6 寸
殷门

浮郄
1 寸
委阳

委阳

委中

上髎
次髎
中髎
下髎
会阳
中膂俞
白环俞
承扶
殷门
浮郄
委阳
委中

注意：此经脉图只显示了一侧的穴位。

穴位名称	功效妙用	精确定位	简易取穴诀窍
Fùfēn 附分 改善肩背痛	主治颈项强痛、肩背拘急、肘臂麻木等	在背部，第2胸椎棘突下，后正中线旁开3寸，左右各1穴	低头屈颈，颈背交界处椎骨高突向下推2个椎体，下缘旁开四横指处即是
Pòhù 魄户 治疗咳嗽、哮喘	主治咳嗽、气喘、肺痨、项强、肩背痛等	在背部，第3胸椎棘突下，后正中线旁开3寸，左右各1穴	低头屈颈，颈背交界处椎骨高突向下推3个椎体，下缘旁开四横指处
Gāohuāng 膏肓 保健要穴	主治咳嗽、气喘、肺痨、肩胛痛、虚劳诸疾等	在背部，第4胸椎棘突下，后正中线旁开3寸	低头屈颈，颈背交界处椎骨高突向下推4个椎体，下缘旁开四横指处即是
Shéntáng 神堂 按压治疗胸闷心慌	主治咳嗽、气喘、胸闷、脊背强痛等	在背部，第5胸椎棘突下，后正中线旁开3寸，左右各1穴	肩胛骨下角水平连线与脊柱相交椎体处，往上推2个椎体，下缘旁开四横指处即是。
Yìxǐ 谚语 改善肩背痛	主治咳嗽、气喘、肩背痛、热病、肋间神经痛、腋神经痛等	在背部，第6胸椎棘突下，后正中线旁开3寸，左右各1穴	肩胛骨下角水平连线与脊柱相交椎体处，往上推1个椎体，下缘旁开四横指处
Géguān 膈关 治疗胸闷、胃脘不适	主治胸闷、嗳气、呕吐、脊背强痛等	在背部，第7胸椎棘突下，后正中线旁开3寸，左右各1穴	肩胛骨下角水平连线与脊柱相交椎体处，下缘旁开四横指处即是
Húnmén 魂门 配阳陵泉、支沟治胸胁痛	主治肝炎、胆囊炎、胸膜炎、胃炎、肋间神经痛、神经衰弱等	在背部，第9胸椎棘突下，后正中线旁开3寸，左右各1穴	肩胛骨下角水平连线与脊柱相交椎体处，往下推2个椎体，下缘旁开四横指处即是
Yánggāng 阳纲 疏肝利胆	主治胃炎、消化不良、胃痉挛、肝炎、胆囊炎、心内膜炎、肌肉风湿病、蛔虫性腹痛等	在背部，第10胸椎棘突下，后正中线旁开3寸，左右各1穴	肩胛骨下角水平连线与脊柱相交椎体处，往下推3个椎体，下缘旁开四横指处即是
Yìshè 意舍 缓解腹胀	主治恶心、呕吐、腹胀、肠鸣、泄泻、黄疸、饮食不下等	在背部，第11胸椎棘突下，后正中线旁开3寸，左右各1穴	脐水平线与脊柱相交椎体处，往上推3个椎体，下缘旁开四横指处即是
Wèicāng 胃仓 消食导滞，增进食欲	主治胃痉挛、胃炎、溃疡病、习惯性便秘、乳腺炎等	在背部，第12胸椎棘突下，后正中线旁开3寸，左右各1穴	脐水平线与脊柱相交椎体处，往上推2个椎体，下缘旁开四横指处即是
Huāngmén 肓门 缓解腹部不适	主治胃痉挛、胃炎、溃疡病、习惯性便秘、乳腺炎等	在腰部，第1腰椎棘突下，后正中线旁开3寸，左右各1穴	脐水平线与脊柱相交椎体处，往上推1个椎体，下缘旁开四横指处即是
Zhìshì 志室 按压可治疗肾虚、阳痿	主治耳鸣耳聋、头晕目眩、腰脊强痛、小便不利、阳痿、遗精、前列腺炎、肾炎等	在腰部，第2腰椎棘突下，后正中线旁开3寸，左右各1穴	第四腰椎棘突向上2个骨性突起处为第2腰椎棘突，其下旁开四横指处
Bāohuāng 胞肓 补肾强腰，通利二便	主治痔、便秘、小便不畅、阴部疼痛及腰腿痛、坐骨神经痛、腰骶痛等	在骶区，当骶正中嵴旁开3寸，平第2骶后孔，左右各1穴	两侧髂前上棘连线与脊柱交点，往下推3个椎体，其下旁开四横指处即是
Zhìbiān 秩边 治疗坐骨神经痛	主治痔、便秘、小便不畅、阴部疼痛、腰腿痛、坐骨神经痛、腰骶痛及下肢痿痹等	在骶区，骶正中嵴旁开3寸，平第4骶后孔左右各1穴	两侧髂前上棘连线与脊柱交点，往下推5个椎体，其下旁开四横指处即是

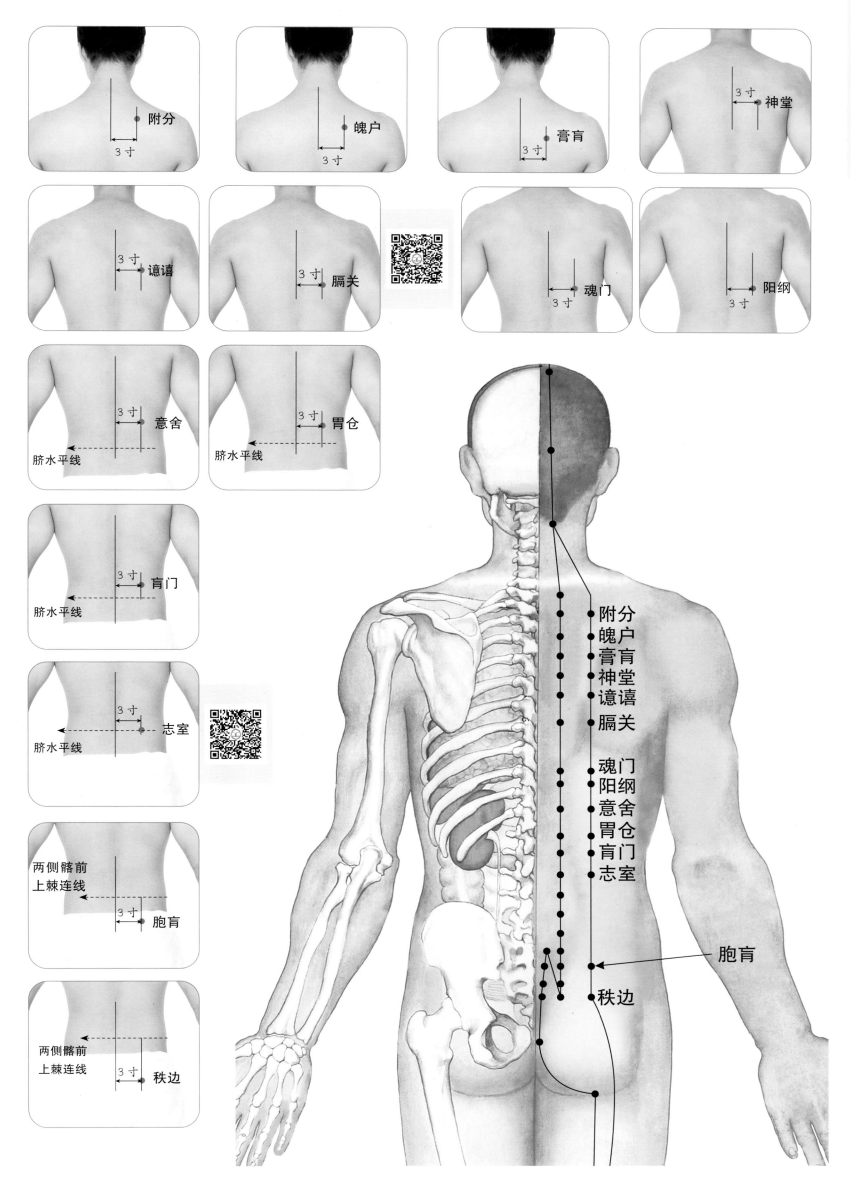

附分

3寸

魄户

3寸

膏肓

3寸

3寸 神堂

3寸 谚语

膈关

3寸

3寸 魂门

阳纲 3寸

意舍

3寸

脐水平线

胃仓

3寸

脐水平线

肓门

3寸

脐水平线

志室

3寸

脐水平线

两侧髂前
上棘连线

胞肓

3寸

两侧髂前
上棘连线

秩边

3寸

附分
魄户
膏肓
神堂
谚语
膈关
魂门
阳纲
意舍
胃仓
肓门
志室

胞肓

秩边

注意：此经脉图只显示了一侧的穴位。

穴位名称	功效妙用	精确定位	简易取穴诀窍
Héyáng 合阳 改善痔	主治运动系统疾病如急性腰扭伤、腓肠肌痉挛或麻痹；脱肛、痔、便秘等	在小腿后侧，腘横纹下 2 寸，腓肠肌内、外侧头之间，左右各 1 穴	膝盖后部，腘横纹中点，直下 2 寸即是
Chéngjīn 承筋 缓解小腿痉挛	主治运动系统疾病如急性腰扭伤、腓肠肌痉挛或麻痹；脱肛、痔、便秘等	在小腿后侧，腘横纹下 5 寸，腓肠肌两肌腹中央，左右各 1 穴	小腿用力，后面肌肉明显隆起，中央按压有酸胀感处即是
Chéngshān 承山 缓解腿脚痉挛	主治腿痛转筋、腰背痛、脚气、腹痛、便秘、疝气、鼻衄、痔疾、癫疾等	在小腿后侧，腓肠肌两肌腹与肌腱交角处，左右各 1 穴	直立，小腿用力，在小腿的后面正中可见一人字纹，其下尖角可触及一凹陷处即是
Fēiyáng 飞扬 缓解腿疲劳	主治头痛、目眩、腰腿疼痛、痔疾等	在小腿后侧，昆仑直上 7 寸，腓肠肌外下缘与跟腱移行处，左右各 1 穴	承山直下 1 寸，再旁开 1 寸
Fūyáng 跗阳 治疗脚踝肿痛	主治腰骶痛、下肢痿痹、外踝肿痛、头痛等	在小腿后外侧，昆仑直上 3 寸，腓骨与跟腱之间，左右各 1 穴	昆仑直上 3 寸
Kūnlún 昆仑 治疗颈椎病	主治头痛、项强、肩背拘急、目眩、鼻衄、惊痫、难产、疟疾、腰骶疼痛、脚跟肿痛等	在足部外踝后方，当外踝尖与跟腱之间的凹陷处，左右各 1 穴	正坐垂足着地，外踝尖与跟腱之间凹陷处即是
Púcān 仆参 配太溪治足跟痛	主治脚气、足跟痛、腰痛、下肢痿痹、膝关节炎、踝关节炎等	在足部，昆仑直下，跟骨外侧，赤白肉际处，左右各 1 穴	跟骨下凹陷中
Shēnmài 申脉 改善关节疼痛	主治失眠、头痛、眩晕、腰腿痛、足踝关节痛、下肢痿痹、目赤肿痛等	在足外侧部，外踝尖直下，外踝下缘与跟骨之间凹陷中，左右各 1 穴	正坐垂足着地，外踝垂直向下可触及一凹陷，按压有酸胀感处即是
Jīnmén 金门 治疗急性腰痛	主治头痛、癫痫、小儿惊风、腰痛、下肢痿痹、外踝痛等	在足外侧，外踝前缘直下，第 5 跖骨粗隆后方，骰骨下缘凹陷中，左右各 1 穴	正坐垂足着地，脚趾上翘可见足部外侧缘有一骨头凸起，外侧凹陷处（按压有酸胀感处）即是
Jīnggǔ 京骨 缓解落枕不适	主治高血压病、落枕、腰肌劳损等	在足部，第 5 跖骨粗隆前下方，赤白肉际处，左右各 1 穴	沿小趾长骨往后推，可摸到一凸起，下方皮肤颜色深浅交界处（凹陷处）即是
Shùgǔ 束骨 防治感冒	主治头痛、目眩、目赤痛、耳聋、项强、癫狂、痈疽、腰背痛、下肢后侧痛等	在足部，第 5 跖趾关节的近端，赤白肉际处，左右各 1 穴	在足外侧，足小趾末节的后方
Zútōnggǔ 足通谷 清热安神，清头明目	主治头痛、头重、目眩、鼻塞、颈项痛等	在足部，第 5 跖趾关节的远端，赤白肉际处，左右各 1 穴	在足外侧，足小趾末节的前方
Zhìyīn 至阴 艾灸可矫正胎位	主治头痛、目痛、鼻塞、鼻衄、胎位不正、难产、滞产等	在足小趾外侧，趾甲根角侧后方 0.1 寸，左右各 1 穴	足小趾外侧，趾甲外侧缘与下缘各做一垂线交点处即是

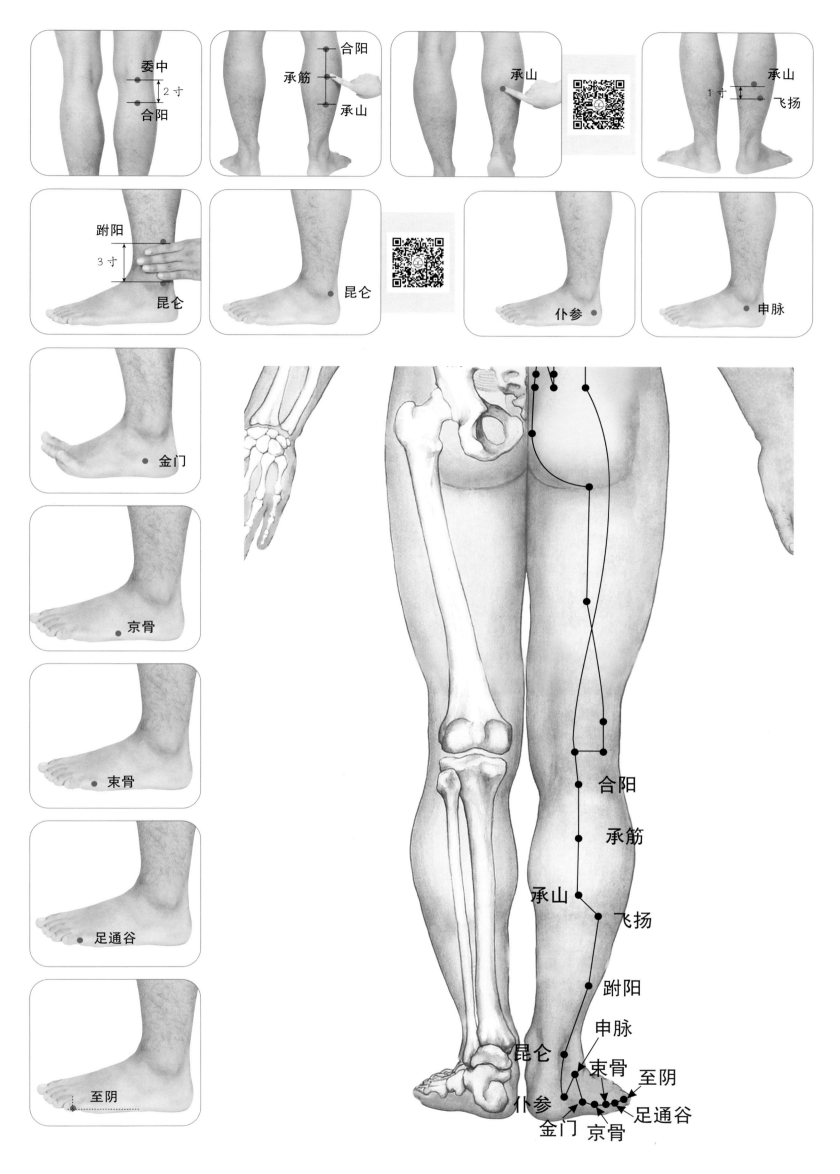

委中

2寸

合阳

合阳

承筋

承山

承山

承山

1寸

飞扬

跗阳

3寸

昆仑

昆仑

仆参

申脉

金门

京骨

束骨

足通谷

至阴

合阳

承筋

承山

飞扬

跗阳

申脉

昆仑

束骨

至阴

仆参

足通谷

金门

京骨

注意：此经脉图只显示了一侧的穴位。

穴位名称	功效妙用	精确定位	简易取穴诀窍
Yǒngquán 涌泉 急救要穴之一	主治昏厥、中暑、小儿惊风、头痛、头晕、目眩、失眠、咯血、咽喉肿痛等	足底第2、3趾蹼缘与足跟连线的前1/3与后2/3交点凹陷中，左右各1穴	卷足，足底前1/3处有一凹陷处，按压有酸胀感处即是
Rángǔ 然谷 滋阴补肾	主治月经不调、阴挺、阴痒、白浊、遗精、阳痿、消渴、腹泻、小便不利等	在内踝前下方，足舟骨粗隆下方，赤白肉际处，左右各1穴	垂足，内踝前下方明显骨性标志——舟骨，前下方凹陷处（按压有酸胀感）即是
Tàixī 太溪 补肾气，除百病	主治头痛、目眩、失眠、健忘、咽喉肿痛、齿痛、月经不调、遗精、阳痿、腰脊痛、下肢厥冷等	在足部，内踝尖与跟腱之间的凹陷中的位置，左右各1穴	垂足，由足内踝向后推至与跟腱之间凹陷处即是
Dàzhōng 大钟 益肾平喘，调理二便	主治痴呆、癃闭、遗尿、便秘、月经不调、咯血、气喘、腰脊强痛、足跟痛等	在内踝后下方，太溪下0.5寸稍后，当跟腱附着部的内侧前方凹陷处，左右各1穴	先找到太溪，向下半横指，再向后平推至凹陷处即是
Shuǐquán 水泉 通经活络治痛经	主治月经不调、痛经、经闭、阴挺、小便不利等	在内踝后下方，当太溪直下1寸，跟骨结节内侧凹陷处，左右各1穴	先找到太溪，直下一横指（拇指），按压有酸胀感处即是
Zhàohǎi 照海 治疗月经不调	失眠、癫痫、咽喉干痛、目赤肿痛、月经不调、带下、阴挺、小便频数等	在内踝尖下1寸，内踝下缘边际凹陷中，左右各1穴	垂足，由内踝尖垂直向下推，至下缘凹陷处，按压有酸痛感处即是
Fùliū 复溜 改善腹胀、肠鸣	主治水肿、汗证、腹胀、腹泻、腰脊强痛、下肢痿痹	在小腿内侧，内踝尖上2寸，当跟腱的前缘，左右各1穴	先找到太溪，直上三横指，跟腱前缘处，按压有酸胀感处即是
Jiāoxìn 交信 调经养血止崩漏	主治月经不调、崩漏、阴挺、阴痒、疝气、五淋、腹泻、便秘、痢疾等	在小腿内侧，内踝尖上2寸，胫骨内侧面后缘凹陷中，左右各1穴	先找到太溪，直上2寸，再前推至胫骨后凹陷处即是
Zhùbīn 筑宾 宁心安神，调理下焦	主治癫狂、疝气、呕吐涎沫、吐舌、小腿内侧痛等	在太溪与阴谷的连线上，太溪直上5寸，比目鱼肌与跟腱之间，左右各1穴	先找到太溪，直上量七横指，按压有酸胀感处即是
Yīngǔ 阴谷 治疗遗精、遗尿	主治癫狂、阳痿、月经不调、崩漏、小便不利、膝股内侧痛等	在膝后区，腘横纹上，半腱肌肌腱外侧缘，左右各1穴	微屈膝，在腘横纹内侧可触及两条筋，两筋之间凹陷处即是
Hénggǔ 横骨 治疗男科疾病	主治少腹胀痛、小便不利、遗尿、遗精、阳痿、疝气等	在脐下5寸，耻骨联合上际，前正中线旁开0.5寸，左右各1穴	仰卧，脐下七横指处，再旁开半横指处即是
Dàhè 大赫 有助生殖健康	主治遗精、阳痿、阴挺、带下等	在脐下4寸，前正中线旁开0.5寸，左右各1穴	仰卧，依上法找到横骨，向上一横指处即是
Qìxué 气穴 利尿通便	主治奔豚气、月经不调、带下、小便不利、腹泻等	在脐下3寸，前正中线旁开0.5寸，左右各1穴	仰卧，脐下四横指处，再旁开半横指处即是
Sìmǎn 四满 缓解腹痛、腹胀	主治月经不调、崩漏、带下、产后恶露不净、遗精、小腹痛，脐下积、聚、疝、瘕，水肿等	在脐下2寸，前正中线旁开0.5寸，左右各1穴	仰卧，脐下三横指处，再旁开半横指处即是

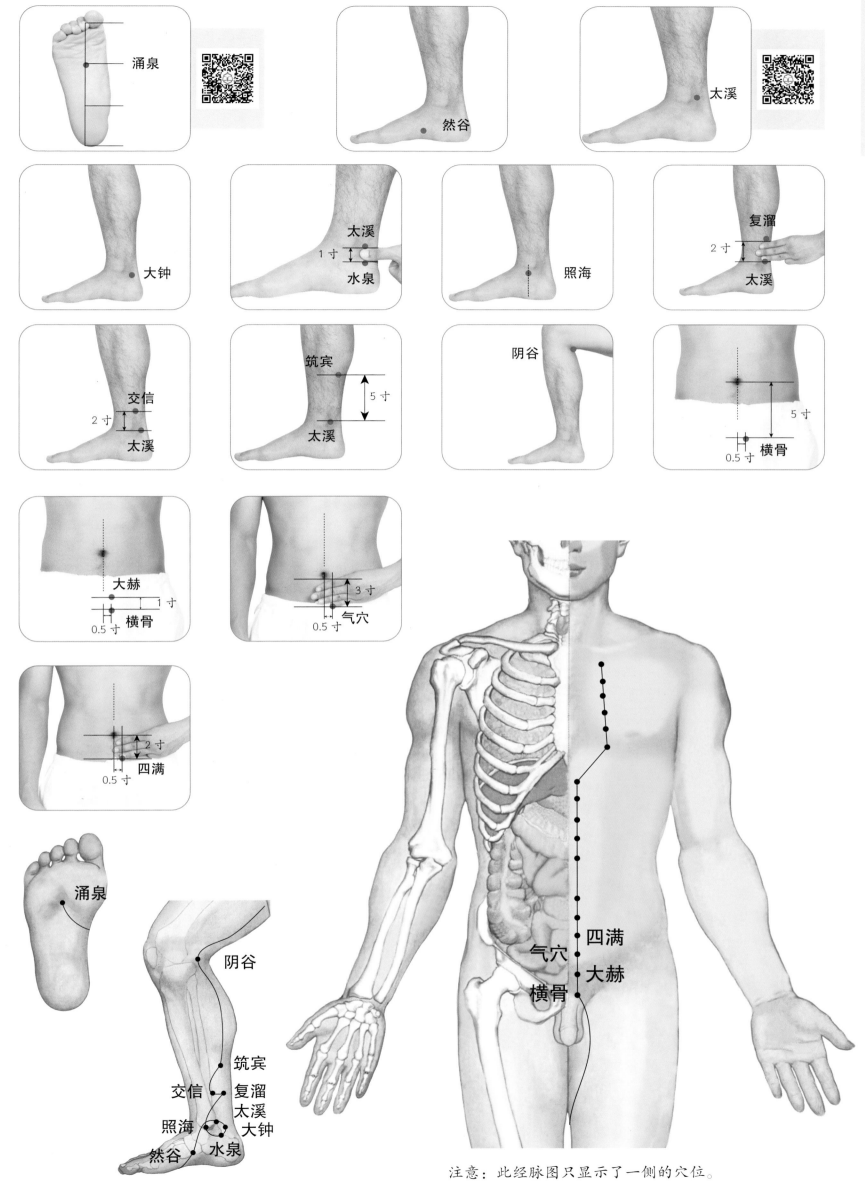

涌泉

然谷

太溪

大钟

太溪
1寸
水泉

照海

复溜
2寸
太溪

交信
2寸
太溪

筑宾
5寸
太溪

阴谷

5寸
横骨
0.5寸

大赫
1寸
横骨
0.5寸

3寸
0.5寸
气穴

2寸
0.5寸
四满

涌泉

阴谷

筑宾

交信　复溜

照海　太溪　大钟

然谷　水泉

四满

气穴

大赫

横骨

注意：此经脉图只显示了一侧的穴位。

穴位名称	功效妙用	精确定位	简易取穴诀窍
Zhōngzhù 中注 改善腰腹疼痛，促消化	主治月经不调、腹痛、便秘、腹泻等	在脐下1寸，前正中线旁开0.5寸，左右各1穴	仰卧，脐下一横指处，再旁开半横指处即是
Huāngshū 肓俞 缓解腹胀	主治腹痛、腹胀、腹泻、便秘、月经不调、疝气等	在脐旁0.5寸，左右各1穴	仰卧，脐旁开半横指处即是
Shāngqū 商曲 解决便秘烦恼	主治胃痛、腹痛、腹胀、腹泻、便秘、腹中积聚等	在脐上2寸，前正中线旁开0.5寸，左右各1穴	仰卧，脐上三横指处，再旁开半横指处即是
Shíguān 石关 帮助治疗不孕	主治胃炎、消化道溃疡、不孕等	在脐上3寸，前正中线旁开0.5寸，左右各1穴	仰卧，脐上四横指处，再旁开半横指处即是
Yīndū 阴都 有效缓解胃肠疾病的症状	主治腹痛、腹胀、胃痛、呕吐等	在脐上4寸，前正中线旁开0.5寸，左右各1穴	仰卧，胸剑结合与脐连线中点，再旁开半横指处即是
Fùtōnggǔ 腹通谷 治疗胃痛、呕吐	主治善哕、呕吐、腹痛、腹胀、腹泻、心痛、心悸、胸痛等	在脐上5寸，前正中线旁开0.5寸，左右各1穴	仰卧，胸剑结合与脐连线中点，直上1寸，再旁开半横指处即是
Yōumén 幽门 配玉堂治心烦、呕吐	主治腹痛、呕吐、腹胀等胃肠疾病	在脐上6寸，前正中线旁开0.5寸，左右各1穴	仰卧，脐上八横指，再旁开半横指处即是
Bùláng 步廊 乳房保健要穴	主治胸痛、咳嗽、气喘、乳痛等	在胸部，第5肋间隙，前正中线旁开2寸，左右各1穴	仰卧，自乳头向下摸1个肋间隙，该肋间隙中，由前正中线旁开三横指处即是
Shénfēng 神封 改善咳嗽、气喘	主治胸胁支满、咳嗽、气喘、乳痛等	在胸部，第4肋间隙，前正中线旁开2寸，左右各1穴	平乳头的肋间隙（第4肋间隙）中，胸骨中线与乳头连线的中点处，按压有酸胀感
Língxū 灵墟 治疗咳嗽	主治咳嗽、哮喘、胸痛、乳腺炎、胸膜炎、肋间神经痛等	在胸部，第3肋间隙，前正中线旁开2寸，左右各1穴	仰卧，自乳头垂直向上推1个肋间隙，该肋间隙中，由前正中线旁开三横指处即是
Shéncáng 神藏 缓解咳嗽、胸痛	主治支气管炎、胸膜炎、肋间神经痛、胃炎等	在胸部，第2肋间隙，前正中线旁开2寸，左右各1穴	仰卧，自乳头垂直向上推2个肋间隙，该肋间隙中，由前正中线旁开三横指处即是
Yùzhōng 彧中 定咳顺气	主治胸肺部等疾患，如咳嗽、气喘、痰涎壅盛、呃逆、胸胁支满、乳痛等	在胸部，第1肋间隙，前正中线旁开2寸，左右各1穴	第1肋骨下可触及一凹陷，在此凹陷中，前正中线旁开三横指处即是
Shūfǔ 俞府 止咳平喘	主治支气管炎、支气管哮喘、肋间神经痛等	在胸部，锁骨下缘，前正中线旁开2寸，左右各1穴	仰卧，锁骨下可触及一凹陷，在此凹陷中，前正中线旁开三横指处即是

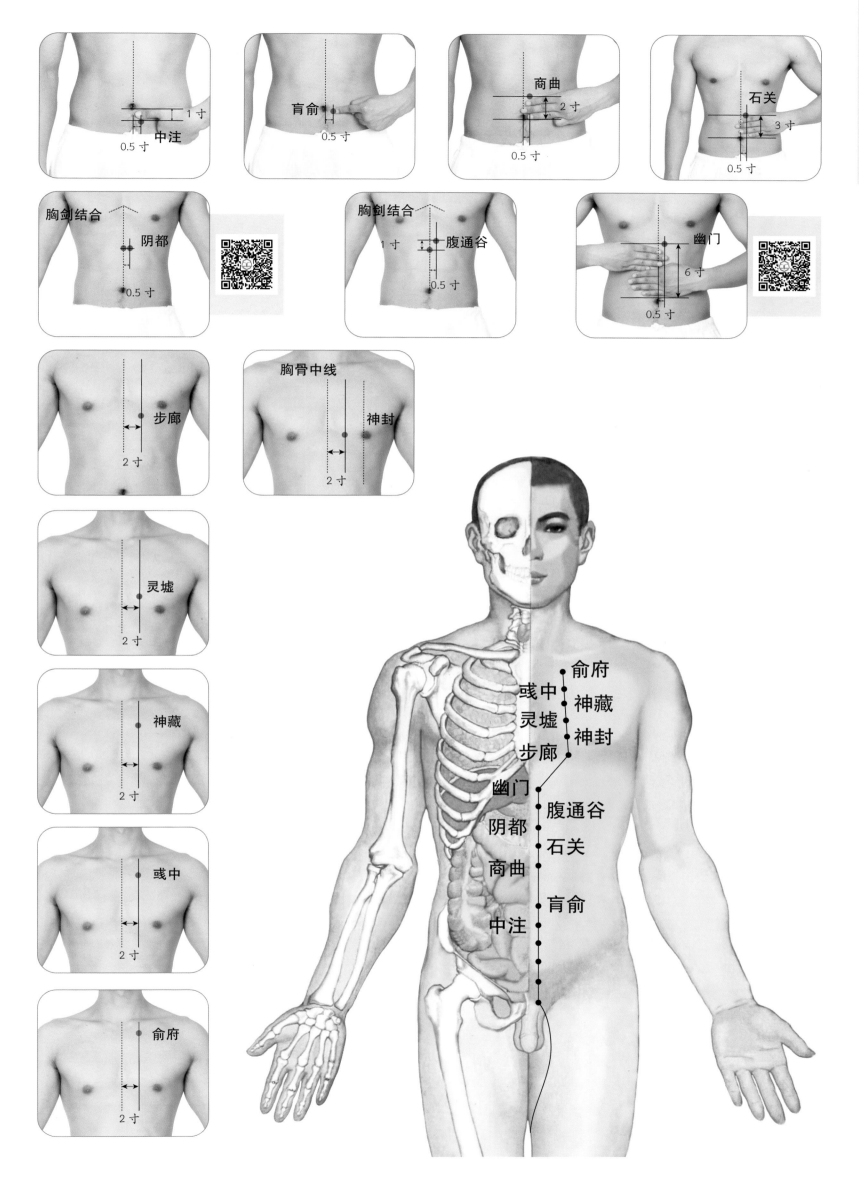

注意：此经脉图只显示了一侧的穴位。

穴位名称	功效妙用	精确定位	简易取穴诀窍
Tiānchí 天池 治疗乳腺疾病	主治乳痛、乳少等乳房疾患；咳嗽、气喘、胁肋疼痛等	在胸部，前正中线旁开5寸，当第4肋间隙中，左右各1穴	仰卧，自乳头沿水平线向外侧旁开一横指（拇指），按压有酸胀感处即是
Tiānquán 天泉 增强心脏活力	主治心肺病证、腋下肿痛、乳痛、瘰疬等	在臂内侧，腋前纹头下2寸，在肱二头肌的长、短头之间，左右各1穴	伸肘仰掌，腋前纹头下三横指，在肱二头肌肌腹间隙中，按压有酸胀感处即是
Qūzé 曲泽 配委中、曲池治高热中暑	主治心痛、心悸、胸痛、呕吐、胃痛、中暑、泄泻、热病、瘾疹、肘臂痛等	在肘横纹中，当肱二头肌腱尺侧缘凹陷中，左右各1穴	肘微弯，肘弯里可摸到一条大筋，横纹上内侧可触及凹陷处即是
Xìmén 郄门 宁心安神，清营止血	主治咯血、呕血、衄血、心痛、心悸、胸痛、心烦、癫疾、疔疮、热病等	前臂掌侧，掌长肌腱与桡侧腕屈肌腱之间，腕掌侧远端横纹上5寸，左右各1穴	曲泽与大陵的连线上，腕掌侧远端横纹上5寸
Jiānshǐ 间使 治疗疟疾	主治心痛、惊悸、胃痛、呕吐、热病烦躁、胸痛、疟疾、癫狂、痫证、肘挛、臂痛等	在前臂掌侧，掌长肌腱与桡侧腕屈肌腱之间，腕掌侧远端横纹上3寸，左右各1穴	曲泽与大陵的连线上，腕掌侧远端横纹上四横指
Nèiguān 内关 手掐内关可治疗晕车、晕船	主治心脏不适、头部不适、神经疾患、胃痛呕吐、呃逆、咳嗽、哮喘、热病、疟疾等	在前臂掌侧，掌长肌腱与桡侧腕屈肌腱之间，腕掌侧远端横纹上2寸，左右各1穴	屈肘微握拳，从腕掌侧远端横纹向上三横指，两条索状筋之间即是
Dàlíng 大陵 有助于治疗癫病	主治心悸、心痛、胸痛、胸闷、癫狂、喜笑不休、惊恐、痫证、皮肤湿疹、疮疡等	在腕掌侧远端横纹上，当掌长肌腱与桡侧腕屈肌腱之间，左右各1穴	仰掌，腕掌侧远端横纹的中点
Láogōng 劳宫 安心定神，放松心情	急救要穴，主治中风、昏迷、中暑、心绞痛、癫狂病、五官疾患、鹅掌风等	在手掌心，当第2、3掌骨之间偏于第3掌骨，横平第3掌指关节近端，左右各1穴	握拳屈指，中指尖所指掌心处，按压有酸胀感处即是
Zhōngchōng 中冲 心脏急救要穴	主治心痛、心悸、小儿夜啼、舌强肿痛等及晕车、中风昏迷、中暑等急症	在手中指末节尖端中央，距指甲游离缘约0.1寸，左右各1穴	在中指尖端的中央取穴

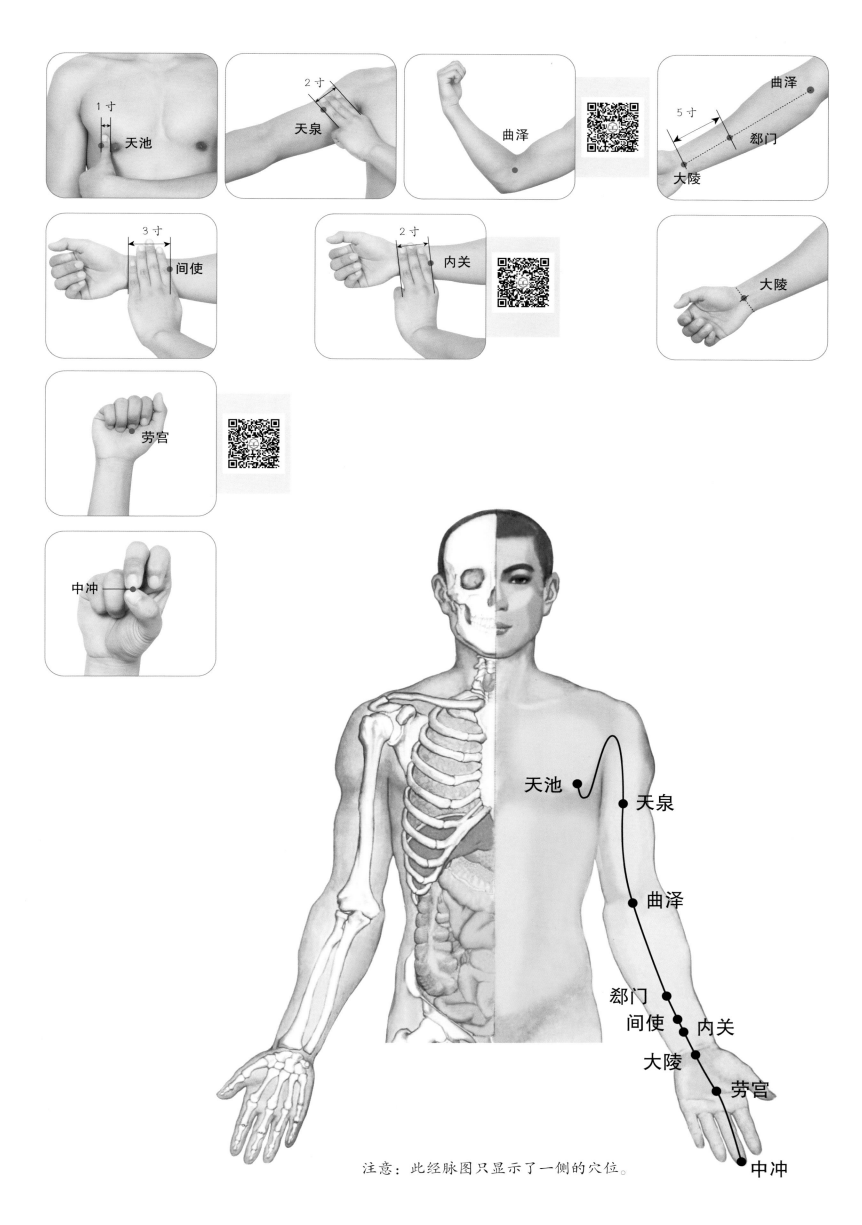

注意：此经脉图只显示了一侧的穴位。

穴位名称	功效妙用	精确定位	简易取穴诀窍
Guānchōng 关冲 有效治疗面部疾病	主治中风昏迷、热病、心烦、中暑、咽喉肿痛、头痛、目赤、耳鸣、耳聋等	在手环指(无名指)末节尺侧，距指甲根角侧上方0.1寸，左右各1穴	沿环指（无名指）指甲底部与尺侧缘引线的交点处即是
Yèmén 液门 改善五官疾患的症状	主治头痛、目赤、耳鸣、耳聋、喉痹、疟疾、手臂痛等	在手背部，第4、5掌指关节之间，指蹼缘上方赤白肉际凹陷中，左右各1穴	抬臂俯掌，手背部第4、5指指缝间，掌指关节前可触及一凹陷处（按压有酸痛感）即是
Zhōngzhǔ 中渚 可有效缓解耳鸣	主治头痛、目赤、耳鸣、耳聋、喉痹、热病、肩背肘臂酸痛、手指不能屈伸等	在手背部，当第4、5掌骨间，第4掌指关节近端凹陷中，左右各1穴	手背，第4、5掌骨小头后缘之间凹陷中，当液门后1寸
Yángchí 阳池 缓解肩臂疼痛	主治目痛、咽喉肿痛、耳聋、腕痛、肘臂痛、消渴等	在腕背侧远端横纹中，当指伸肌腱的尺侧缘凹陷处，左右各1穴	俯掌，在腕背侧远端横纹凹陷中
Wàiguān 外关 缓解手臂屈伸不利	主治上肢疾患、偏头痛、目赤肿痛、耳鸣、耳聋、热病、疟腮、胸胁痛等	在前臂背侧，腕背侧远端横纹上2寸，尺骨与桡骨间隙中点，左右各1穴	抬臂俯掌，掌腕背侧远端横纹中点直上三横指，前臂两骨头之间的凹陷处即是
Zhīgōu 支沟 治疗便秘	主治便秘、耳鸣、耳聋、暴喑、瘰疬、胁肋疼痛、热病等	在前臂背侧，腕背侧远端横纹上3寸，尺骨与桡骨间隙中点，左右各1穴	阳池上四横指，尺骨与桡骨间
Huìzōng 会宗 改善耳聋、耳鸣	主治耳聋、耳鸣、臂痛、癫痫等	在前臂背侧，腕背侧远端横纹上3寸，尺骨的桡侧缘，左右各1穴	支沟尺侧约0.5寸，尺骨桡侧缘
Sānyángluò 三阳络 缓解齿痛	主治耳聋、暴喑、齿痛、手臂痛等	在前臂背侧，腕背侧远端横纹上4寸，尺骨与桡骨间隙中点，左右各1穴	先找到支沟，直上一横指，前臂两骨头之间凹陷处即是
Sìdú 四渎 清咽利喉，治咽喉痛	主治咽喉痛、耳聋、牙痛、偏头痛、神经衰弱、眩晕等	在前臂背侧，尺骨鹰嘴下5寸，尺骨与桡骨间隙中点，左右各1穴	先找到阳池，其与肘尖连线上，肘尖下5寸处即是
Tiānjǐng 天井 安神通络，治心痛、胸痛	主治耳聋、癫痫、偏头痛、胁肋痛、颈项肩臂痛等	在上臂外侧，尺骨鹰嘴上1寸凹陷中，左右各1穴	屈肘，肘尖直上一横指的凹陷处即是
Qīnglěngyuān 清冷渊 缓解前臂及肩背部酸痛	主治头痛、目痛、肩臂痛不能举等	在上臂外侧，肘尖与肩峰角连线上，肘尖上2寸，左右各1穴	屈肘，肘尖直上三横指凹陷处即是
Xiāoluò 消泺 有效治疗各种痛证	主治头痛、齿痛、项背痛等	在上臂外侧，肘尖与肩峰角连线上，肘尖上5寸，左右各1穴	先取肩髎，其与肘尖连线上，肩髎下七横指处即是

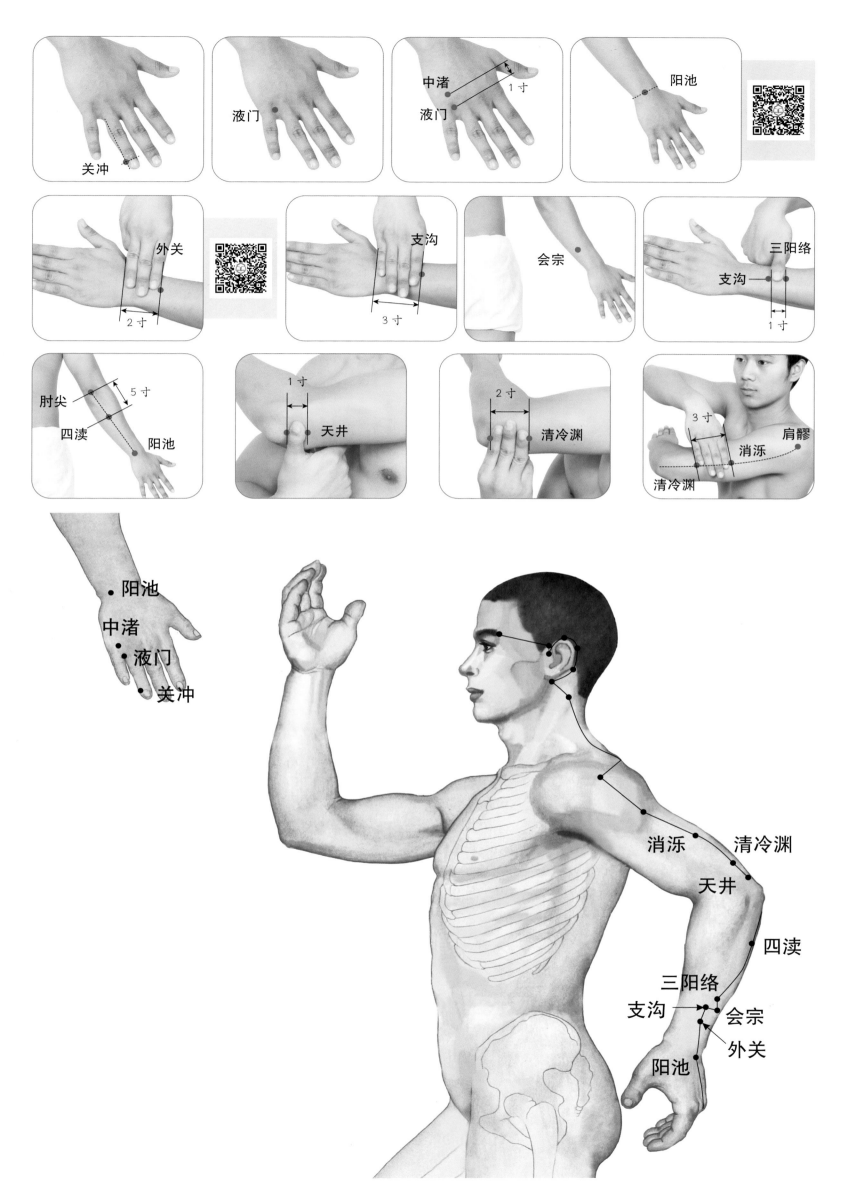

关冲

液门

中渚　1寸
液门

阳池

外关　2寸

支沟　3寸

会宗

三阳络
支沟　1寸

肘尖　5寸
四渎　阳池

1寸
天井

2寸
清冷渊

3寸
消泺　肩髎
清冷渊

阳池
中渚
液门
关冲

消泺　清冷渊
天井
四渎
三阳络
支沟　会宗
外关
阳池

注意：此经脉图只显示了一侧的穴位。

41

穴位名称	功效妙用	精确定位	简易取穴诀窍
Nàohuì 臑会 配肩俞、肩贞治疗肩周炎	主治瘰疬、瘿气、上肢痹痛等	在上臂外侧，肩峰角下3寸，三角肌后下缘，左右各1穴	先找到肩髎，其与肘尖连线上，肩髎下四横指处即是
Jiānliáo 肩髎 缓解肩痛不举	主治肩臂痛、肩重不能举、中风瘫痪、风疹等	在肩峰后下方，肩峰角与肱骨大结节两骨间凹陷中，左右各1穴	外展上臂，肩膀后下方呈现凹陷处即是
Tiānliáo 天髎 改善颈项强急	主治肩臂痛、颈项强急等	肩井与曲垣连线的中点，当肩胛骨上角骨际凹陷处，左右各1穴	肩胛部，肩胛骨上角，其上方的凹陷处（按压有酸痛感）即是
Tiānyǒu 天牖 缓解头痛、头晕	主治头痛、头晕、项强、目不明、暴聋、鼻衄、喉痹、瘰疬、肩背痛等	在颈部，乳突后下方，胸锁乳突肌后缘凹陷中，平下颌角处，左右各1穴	找到下颌角，乳突后方直下，平下颌角的凹陷处即是
Yìfēng 翳风 聪耳通窍，散内泄热	主治耳、口部疾患，颊肿，痄腮，瘰疬等	在耳垂后方，当乳突前下方与下颌之间的凹陷处，左右各1穴	将耳垂向后按，耳垂后陷中处即是
Chìmài 瘈脉 治疗小儿惊风疗效佳	主治耳聋、耳鸣、视物不清、呕吐、泄泻、小儿惊痫、惊恐、瘈疭、头痛等	耳后乳突中央，当角孙至翳风，沿耳轮弧形连线的上2/3与下1/3的交点处，左右各1穴	沿翳风和角孙做耳轮弧形连线，连线的上2/3与下1/3的交点处即是
Lúxī 颅息 缓解头痛、耳鸣	主治头痛、耳鸣、耳痛、小儿惊痫、呕吐等	在头部，角孙与翳风沿耳轮弧形连线的上1/3与下2/3的交点处，左右各1穴	沿翳风和角孙做耳轮弧形连线，连线的上1/3与下2/3的交点处即是
Jiǎosūn 角孙 护眼特效穴	主治头痛、项强、目赤肿痛、目翳、齿痛、颊肿等	在头部，当耳尖直入发际处，左右各1穴	在头部，将耳郭折叠向前，找到耳尖，耳尖直上入发际处即是
Ěrmén 耳门 护耳特效穴	主治耳鸣、耳聋、聤耳、齿痛、颈颔痛等	在耳前，耳屏上切迹与下颌骨髁状突之间，张口凹陷处，左右各1穴	耳屏上缘的前方，张口有凹陷处即是
Ěrhéliáo 耳和髎 治疗五官疾病	主治头痛、耳鸣、牙关紧闭、口歪等	在头部，鬓发后际，平耳郭根前，当颞浅动脉之间，左右各1穴	在头侧部，鬓发后缘做垂直线，耳郭根部做水平线，两者交点处即是
Sīzhúkōng 丝竹空 治疗头痛、头晕	主治癫痫、头痛、眩晕、目赤肿痛、眼睑眩动、齿痛等	在面部，眉梢的凹陷处，左右各1穴	在面部，眉毛外侧缘眉梢凹陷处

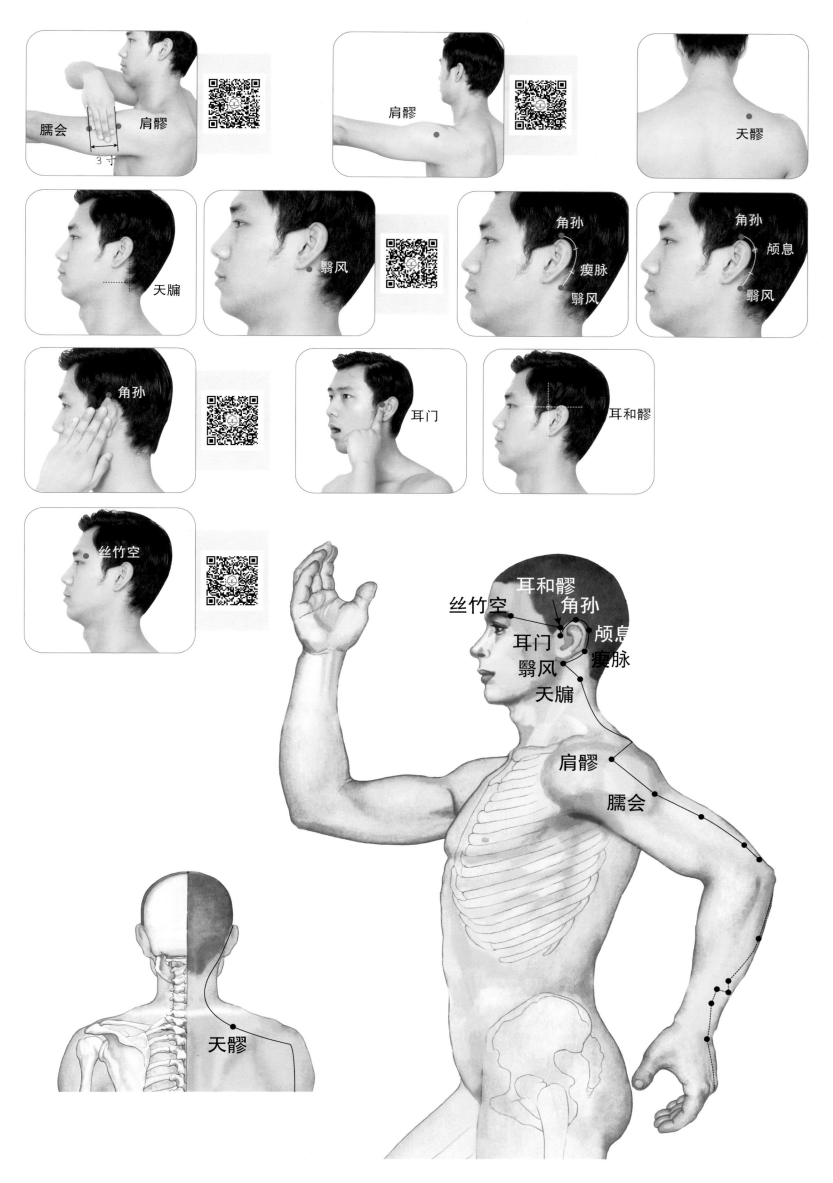

注意：此经脉图只显示了一侧的穴位。

穴位名称	功效妙用	精确定位	简易取穴诀窍
Tóngzǐliáo 瞳子髎 治疗常见眼部疾病	主治头痛、目赤肿痛、羞明流泪、内障、目翳等	在面部，目外眦外侧0.5寸，眶骨外缘凹陷中，左右各1穴	由眼外角向外循摸，在眼眶骨外侧缘有一凹陷处，距眼外角0.5寸处即是本穴
Tīnghuì 听会 改善耳鸣、耳聋	主治耳鸣、耳聋、聤耳、齿痛等	在面部，耳屏间切迹与下颌骨髁状突之间，张口凹陷处，左右各1穴	听宫直下，耳屏微前下凹陷处，用手掐按，该处张口时有一凹陷，闭口时穴位不显
Shàngguān 上关 有效治疗面部疾病	主治耳鸣、耳聋、聤耳、齿痛、面痛、口眼歪斜、口噤等	在面部，下关直上，颧弓上缘中央凹陷处，左右各1穴	颧弓上缘正中，下关直上凹陷处，约当目外眦与耳屏尖连线的中点
Hànyàn 颔厌 治疗五官疾病	主治头痛、眩晕、惊痫、瘛疭、耳鸣、目外眦痛、齿痛等	在头部，头维与曲鬓弧形连线的上1/4与下3/4交界处，左右各1穴	在头维与曲鬓之间做条弧线，头维与曲鬓的中点是悬颅，悬颅与头维的中点便是颔厌
Xuánlú 悬颅 有助于集中精力	主治偏头痛、目赤肿痛、齿痛、神经衰弱等	在头部，头维与曲鬓弧形连线的中点，左右各1穴	在头维与曲鬓之间做条弧线，头维与曲鬓的中点是悬颅
Xuánlí 悬厘 治疗偏头痛	主治偏头痛、目赤肿痛、耳鸣等	在头部，头维与曲鬓弧形连线的下1/4与上3/4交界处，左右各1穴	在头维与曲鬓之间做条弧线，头维与曲鬓的中点是悬颅，悬颅与曲鬓的中点便是悬厘
Qūbìn 曲鬓 按揉可治疗牙痛颊肿	主治头痛连齿、颊颔肿、口噤等	在头部，耳前鬓角发际后缘直上，平角孙，左右各1穴	位于人体的头部，当耳前鬓角发际后缘的垂线与耳尖水平线交点处
Shuàigǔ 率谷 可治头痛	主治头痛，眩晕，小儿急、慢惊风等	在头部，耳尖直上入发际1.5寸，左右各1穴	角孙直上两横指
Tiānchōng 天冲 治疗牙龈肿痛	主治头痛、癫痫、牙龈肿痛等	在头部，耳根后缘直上入发际2寸，率谷后0.5寸，左右各1穴	耳根后缘上方，入发际三横指
Fú bái 浮白 缓解耳鸣、耳聋	主治头痛、耳鸣、耳聋、齿痛、瘿气等	耳后乳突的后上方，天冲与完骨的弧形连线的上1/3与下2/3的交点处，左右各1穴	耳根上缘向后入发际横量1寸
Tóuqiàoyīn 头窍阴 开窍聪耳，治耳鸣	主治头痛、眩晕、颈项强痛、耳鸣、耳聋等	耳后乳突的后上方，天冲与完骨的弧形连线的上2/3与下1/3的交点处，左右各1穴	天冲和完骨连线的下1/3处
Wángǔ 完骨 对五官科疾病有疗效	主治癫痫、头痛、颈项强痛、喉痹、颊肿、齿痛、口歪等	在耳后乳突后下方凹陷处，左右各1穴	耳后明显突起，其后下方的凹陷处
Běnshén 本神 治疗癫痫	主治癫痫、小儿惊风、中风、头痛、目眩等	在前发际上0.5寸，头正中线旁开3寸，左右各1穴	神庭旁开四横指
Yángbái 阳白 改善视物模糊	主治头痛、目眩、目痛、视物模糊、眼睑瞤动等	目正视，瞳孔直上，眉上1寸，左右各1穴	正坐，平视前方，由眉毛中点直上一横指处即是本穴
Tóulínqì 头临泣 聪耳明目，安神定志	主治头痛、目痛、目眩、流泪、目翳、鼻塞、鼻渊、小儿惊痫等	目正视，瞳孔直上，入前发际0.5寸，左右各1穴	位于人体头部，当瞳孔直上入前发际0.5寸，神庭与头维连线的中点处

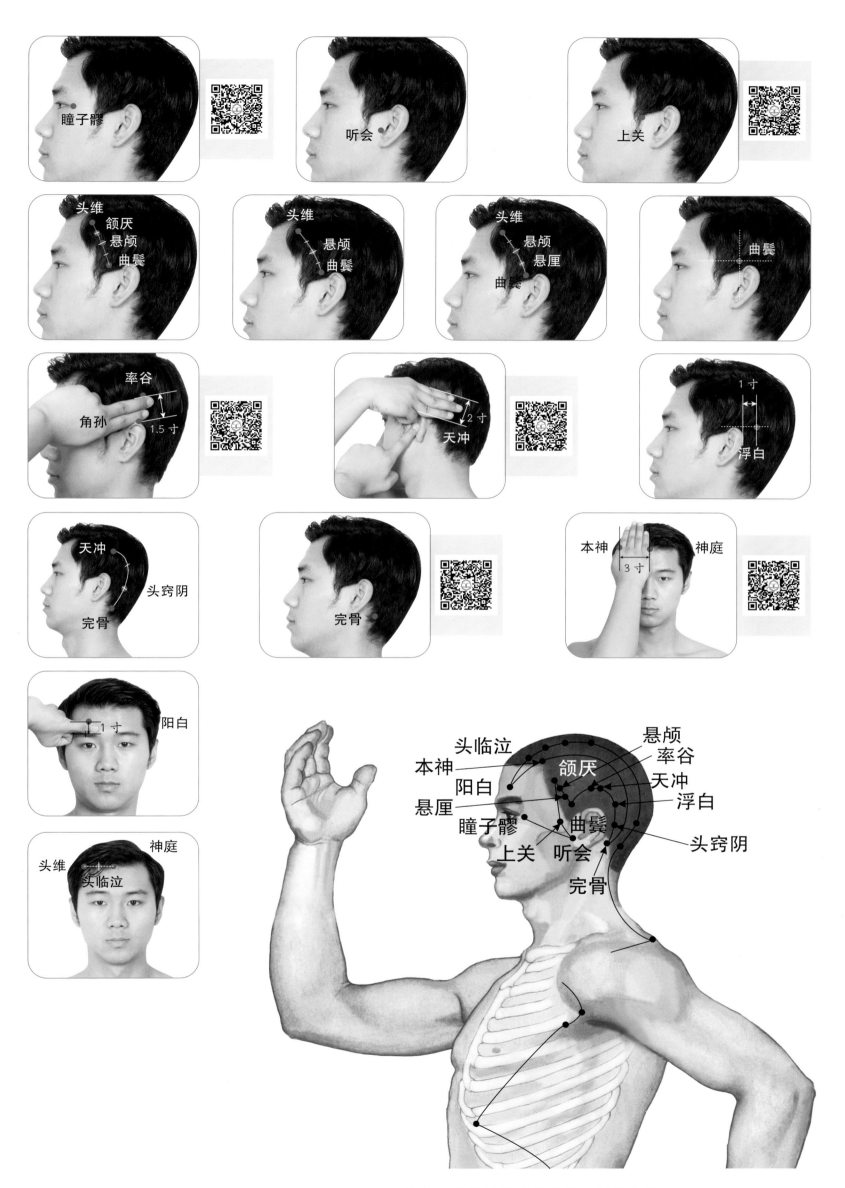

注意：此经脉图只显示了一侧的穴位。

穴位名称	功效妙用	精确定位	简易取穴诀窍
Mùchuāng 目窗 改善视力	主治头痛、目痛、目眩、远视、近视、小儿惊痫等	目正视，瞳孔直上，前发际线上1.5寸，左右各1穴	头临泣后一横指
Zhèngyíng 正营 专治头痛、头晕	主治头痛、头晕、目眩等	目正视，瞳孔直上，前发际线上2.5寸，左右各1穴	目窗后1寸
Chénglíng 承灵 治疗面部痉挛	主治头痛、眩晕、目痛、鼻渊、鼻衄、鼻窒、多涕等	在头部，当前发际上4寸，瞳孔直上，左右各1穴	正营后1.5寸
Nǎokōng 脑空 治疗后脑疼痛	主治热病、头痛、颈项强痛、目眩、目赤肿痛、鼻痛、耳聋、惊悸、癫痫等	在头部，当枕外隆凸的上缘外侧，风池直上，左右各1穴	风池直上1.5寸，与督脉脑户相平处
Fēngchí 风池 疏风散寒治感冒	主治头痛、眩晕、感冒、鼻塞、衄衄、目赤肿痛、羞明流泪、颈项强痛等	在项部，当枕骨之下，与风府相平，胸锁乳突肌上端与斜方肌上端之间的凹陷处，左右各1穴	拇、示两指从枕骨粗隆两侧向下推按，至枕骨下缘凹陷处与乳突间，用力按有酸胀麻感处
Jiānjǐng 肩井 治疗肩膀酸痛	主治颈项强痛、肩背疼痛、上肢不遂、乳痛、乳汁不下、瘰疬等	在肩上，第7颈椎棘突与肩峰最外侧点连线的中点，左右各1穴	医者拇指按在大椎，余四指并拢按在肩上，示指靠近颈部，中指弯曲，中指尖所指处
Yuānyè 渊腋 治疗腋下多汗	主治胸满、胁痛、上肢痹痛、腋下肿、腋下多汗等	在胸外侧区，腋中线上，第4肋间隙，左右各1穴	举臂，当腋中线上，腋下3寸
Zhéjīn 辄筋 平喘理气	主治胸满、气喘、胁痛、呕吐、吞酸、腋肿、肩背痛等	在胸外侧，腋中线前1寸，第4肋间隙，左右各1穴	渊腋前一横指
Rìyuè 日月 疏肝利胆治胆疾	主治黄疸、呕吐、吞酸、呃逆、胁痛等	在胸部，乳头直下，第7肋间隙，左右各1穴	由乳头垂直向下推3个肋间隙，按压有酸胀感处，即当第7、8肋软骨之间处
Jīngmén 京门 补肾要穴	主治小便不利、水肿、腹胀、肠鸣、腹泻、腰痛、胁痛等	在上腹部，第12肋游离端下际处，左右各1穴	侧卧位，第1腰椎棘突下所在水平线与腋中线之交点即是
Dàimài 带脉 调经通滞效果佳	主治月经不调、闭经、赤白带下、疝气、腰痛、胁痛等	在侧腹部，第11肋骨游离端垂线与脐水平线的交点上，左右各1穴	腋前线上，章门下1.8寸，与通过脐中的水平线相交叉，交叉点即是本穴
Wǔshū 五枢 治疗妇科疾病	主治阴挺、赤白带下、月经不调、疝气、少腹痛、腰胯痛等	在下腹部，髂前上棘内侧，约平脐下3寸处，左右各1穴	从脐向下四横指做水平线，与髂前上棘相交处即是
Wéidào 维道 治疗妇科疾病	主治阴挺、赤白带下、月经不调、疝气、少腹痛、腰胯痛等	在下腹部，髂前上棘内下0.5寸，左右各1穴	五枢前下方0.5寸
Jūliáo 居髎 改善腰腿疾病	主治腰腿痹痛、瘫痪、疝气、少腹痛等	在髋部，当髂前上棘与股骨大转子最凸点连线的中点处，左右各1穴	髂前上棘是侧腹隆起的骨性标志，股骨大转子是髋部最隆起处，两者连线中点即是
Huántiào 环跳 强健腰膝效果好	主治腰胯疼痛、下肢痿痹、半身不遂、遍身风疹等	在臀部，当股骨大转子最凸点与骶管裂孔连线的外1/3与内2/3交界处，左右各1穴	以拇指间关节横纹，按在大转子头上，拇指指向脊柱，当拇指尖所指处即是本穴

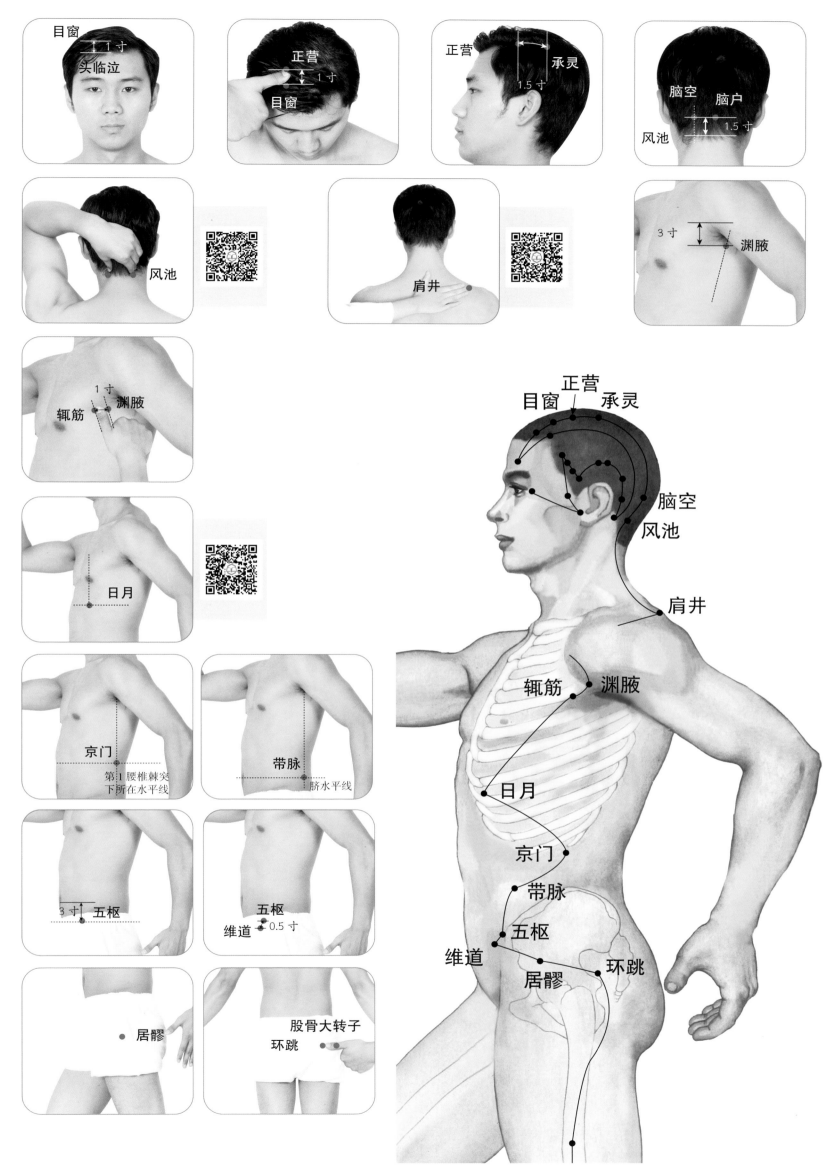

注意：此经脉图只显示了一侧的穴位。

穴位名称	功效妙用	精确定位	简易取穴诀窍
Fēngshì 风市 治疗风邪要穴	主治下肢痿痹、麻木，半身不遂，遍身瘙痒等	在大腿外侧正中，髌底上7寸，左右各1穴	直立，两肩水平，两手下垂，大腿外侧正中线上，当中指尖端所到之处即是本穴
Zhōngdú 中渎 配阴市治下肢外侧凉麻疼痛	主治下肢痿痹、麻木，半身不遂等	在大腿外侧正中，腘横纹上7寸，左右各1穴	风市下三横指（2寸）
Xīyángguān 膝阳关 有效缓解膝盖疼痛	主治膝腘肿痛、挛急，小腿麻木等	在膝部，股二头肌腱与髂胫束之间凹陷中，股骨外上髁后上缘，左右各1穴	直立位，由腓骨小头下缘向上量四横指，当在股骨后大筋（股二头肌腱）前处即是本穴
Yánglíngquán 阳陵泉 快速止痉挛	主治黄疸、胁痛、口苦、呕吐、吞酸、膝肿痛、下肢痿痹及麻木、小儿惊风等	在小腿外侧，腓骨小头前下方凹陷中，左右各1穴	屈膝成90°，膝关节外下方，腓骨小头前缘与下缘交叉处有一凹陷，即是本穴
Yángjiāo 阳交 改善癫痫	主治惊狂、癫痫、瘈疭、胸胁满痛、下肢痿痹等	在小腿外侧，外踝尖上7寸，腓骨后缘，左右各1穴	腘横纹与外踝尖连线的中点下一横指，腓骨后缘
Wàiqiū 外丘 通络止痛	主治头项痛、胸胁痛、腿痛、下肢麻痹、坐骨神经痛等	在小腿外侧，外踝尖上7寸，腓骨前缘，左右各1穴	腘横纹与外踝尖连线的中点下一横指，腓骨前缘
Guāngmíng 光明 舒睛明目治眼病	主治目痛、夜盲、胸乳胀痛、下肢痿痹等	在小腿外侧，外踝尖上5寸，腓骨前缘，左右各1穴	先找到外丘，沿腓骨前缘向下三横指处即是
Yángfǔ 阳辅 缓解熬夜头晕	主治偏头痛、目外眦痛、咽喉肿痛、腋下肿痛、胸胁满痛、瘰疬、下肢痿痹等	在小腿外侧，外踝尖上4寸，腓骨前缘，左右各1穴	先找到光明，沿腓骨前缘向下一横指处即是
Xuánzhōng 悬钟 治疗落枕效果好	主治痴呆、中风、半身不遂、颈项强痛、胸胁满痛、下肢痿痹等	在小腿外侧，外踝尖上3寸，腓骨前缘，左右各1穴	由外踝尖直上量四横指，当腓骨前缘处即是本穴
Qiūxū 丘墟 使头脑清醒	主治目赤肿痛、目生翳膜、颈项痛、腋下肿、胸胁痛、外踝肿痛、下肢痿痹、中风偏瘫等	在外踝前下方，趾长伸肌腱的外侧凹陷中，左右各1穴	脚掌用力背伸，足背可见明显趾长伸肌腱，其外侧、足外踝前下方凹陷处即是
Zúlínqì 足临泣 回乳效果好	主治偏头痛、目赤肿痛、胁肋疼痛、足跗疼痛、月经不调、乳痈、瘰疬等	在足背外侧，第4、5跖骨底结合部的前方，第5趾长伸肌腱外侧凹陷处，左右各1穴	坐位，小趾向上翘起，小趾长伸肌腱外侧凹陷中，按压有酸胀感
Dìwǔhuì 地五会 利胸胁，消乳肿	主治头痛、目赤肿痛、耳鸣、耳聋、乳痈、腋肿、胁痛、足跗肿痛等	在足背外侧，第4、5跖骨间，第4跖趾关节近端凹陷处，左右各1穴	当足临泣下0.5寸，小趾长伸肌腱的内侧缘处
Xiáxī 侠溪 改善头痛、眩晕	主治惊悸、头痛、眩晕、耳鸣、颊肿、目外眦赤痛、胁肋疼痛、膝股痛、足跗肿痛、乳痈等	在足背，第4、5趾间，趾蹼缘后方赤白肉际处，左右各1穴	在足背第4、5趾趾间连接处的缝纹头处即是
Zúqiàoyīn 足窍阴 点刺可治头痛、牙痛	主治头痛、目赤肿痛、耳鸣、耳聋、咽喉肿痛、胸胁痛、足跗肿痛等	在足部，第4趾末节外侧，趾甲根角侧后方0.1寸，左右各1穴	在第4趾末节外侧，由第4趾趾甲外侧缘与下缘各做一垂线，两垂线的交点处，按压有酸胀感

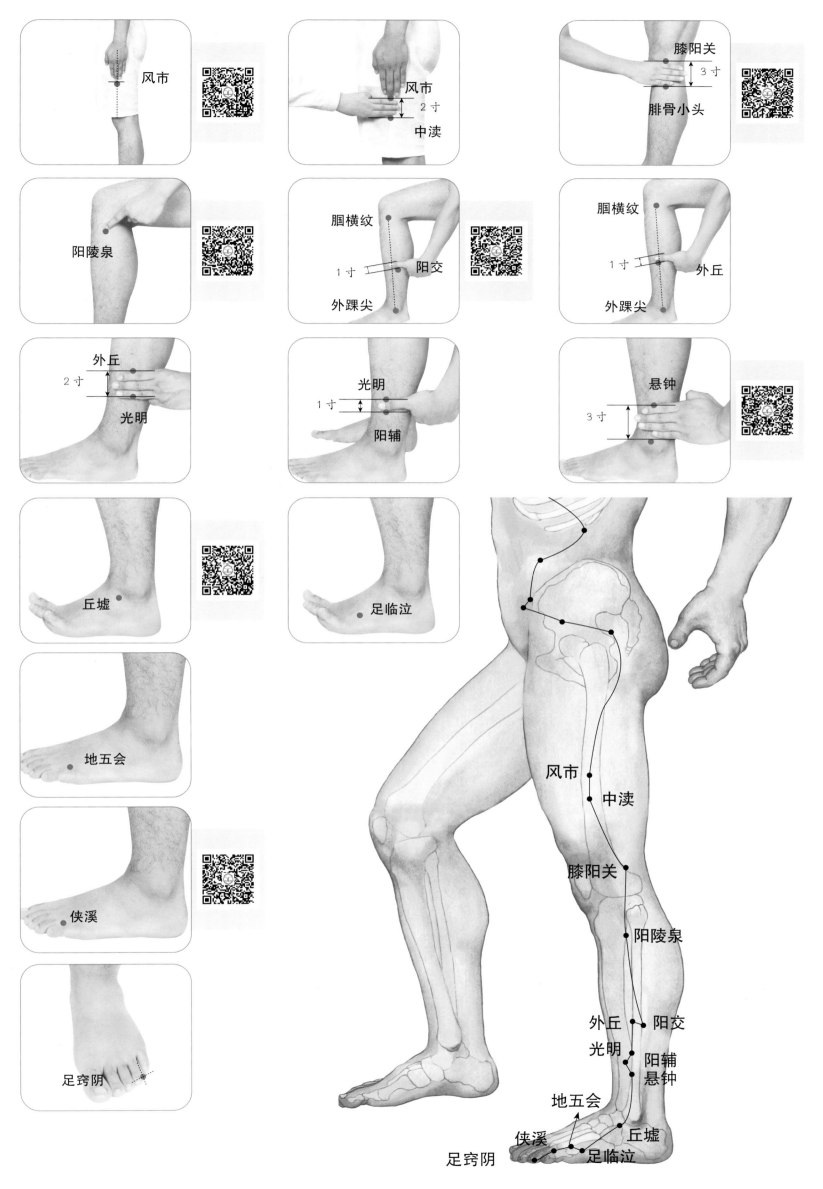

风市

风市　2寸　中渎

膝阳关　3寸　腓骨小头

阳陵泉

腘横纹　1寸　阳交　外踝尖

腘横纹　1寸　外丘　外踝尖

外丘　2寸　光明

光明　1寸　阳辅

悬钟　3寸

丘墟

足临泣

悬钟

地五会

侠溪

足窍阴

风市
中渎
膝阳关
阳陵泉
外丘　阳交
光明　阳辅
悬钟
地五会
侠溪　丘墟
足窍阴　足临泣

注意：此经脉图只显示了一侧的穴位。

穴位名称	功效妙用	精确定位	简易取穴诀窍
Dàdūn 大敦 快速止血，改善崩漏	主治疝气、少腹痛、遗尿、癃闭、五淋、尿血、月经不调、崩漏、多寐等	在足大趾末节外侧，趾甲根角侧后方约0.1寸，左右各1穴	足大趾趾甲外侧缘与下缘各做一垂线，两垂线的交点处即是
Xíngjiān 行间 配睛明治青光眼	主治头痛、目眩、目赤肿痛、月经不调、痛经、闭经、崩漏、带下、下肢内侧痛、足跗肿痛等	在足背，当第1、2趾间的趾蹼缘后方赤白肉际处，左右各1穴	在足背，第1、2趾间连接处的缝纹头处即是
Tàichōng 太冲 防治高血压病	主治中风、高血压病、癫狂痫、小儿惊风、月经不调、痛经、胁痛、腹胀等	在足背，第1、2跖骨结合部之前方凹陷中，左右各1穴	在足背，沿第1、2趾趾间横纹向足背上推，感觉有一凹陷处即是
Zhōngfēng 中封 封藏精血的要穴	主治疝气、遗精、小便不利、腰痛、少腹痛、内踝肿痛等	在足内踝前，胫骨前肌肌腱内缘凹陷中，左右各1穴	足跟用力蹬，足背内侧可见一大筋，其内侧位于足关节内侧（内踝）前下方处之凹陷即是
Lígōu 蠡沟 疏肝理气，调经止带	主治月经不调、赤白带下、阴挺、阴痒、小便不利、疝气、睾丸肿痛等	在小腿内侧，内踝尖上5寸，胫骨内侧面的中央，左右各1穴	取腘横纹至内踝尖之中点，再向下四横指，当胫骨内侧面正中即是本穴
Zhōngdū 中都 疏肝理气，调经止血	主治疝气、小腹痛、崩漏、恶露不尽等	在小腿内侧，足内踝尖上7寸，胫骨内侧面的中央，左右各1穴	先找到蠡沟，蠡沟上2寸，胫骨内侧面的中央即是本穴
Xīguān 膝关 改善膝关节疼痛	主治膝髌肿痛、下肢痿痹等	在小腿内侧，胫骨内侧髁后下方，阴陵泉后1寸，腓肠肌内侧头的上部，左右各1穴	阴陵泉后一横指（拇指）
Qūquán 曲泉 护膝要穴	主治月经不调、痛经、带下、阴挺、阴痒、疝气、小便不利、膝髌肿痛、下肢痿痹等	在腘横纹内侧端，半腱肌肌腱内缘凹陷中，左右各1穴	屈膝成90°，当膝内侧高骨（股骨内侧髁）后缘，位于两筋前方，腘横纹头上方处即是本穴
Yīnbāo 阴包 治疗生殖泌尿系统疾病	主治月经不调、小便不利、遗尿、腰骶痛、小腹痛等	在髌底上4寸，缝匠肌与股薄肌之间，左右各1穴	髌底上四横指加一横指，缝匠肌后缘
Zúwǔlǐ 足五里 通利小便效果好	主治少腹痛、小便不通、阴挺、睾丸肿痛、瘰疬等	在股前区，当气冲直下3寸，大腿根部，耻骨结节的下方，长收肌的外缘，左右各1穴	曲骨旁开三横指，直下四横指
Yīnlián 阴廉 改善黄带、白带多	主治月经不调、带下、少腹痛等	在股前区，当气冲直下2寸，大腿根部，耻骨结节的下方，长收肌的外缘，左右各1穴	曲骨旁开三横指，直下三横指
Jímài 急脉 治疗急性腹痛	主治少腹痛、疝气、阴挺等	在腹股沟，横平耻骨联合上缘，前正中线旁开2.5寸，左右各1穴	先找到耻骨联合上缘中点，旁开2.5寸处取穴
Zhāngmén 章门 强化肝脏功能	主治腹痛、腹胀、肠鸣、腹泻、呕吐、胁痛、黄疸、痞块、小儿疳积等	在侧腹部，第11肋游离端下际，左右各1穴	由脐上三横指，乳头旁外三横指各做一水平线及垂直线之交点即是本穴
Qīmén 期门 缓解两胁疼痛	主治胸胁胀痛、乳痈、呕吐、吞酸、呃逆、腹胀、腹泻等	在胸部，第6肋间隙，前正中线旁开4寸，左右各1穴	乳头直下，往下数两根肋骨处即是本穴（即第6、7两肋间隙）

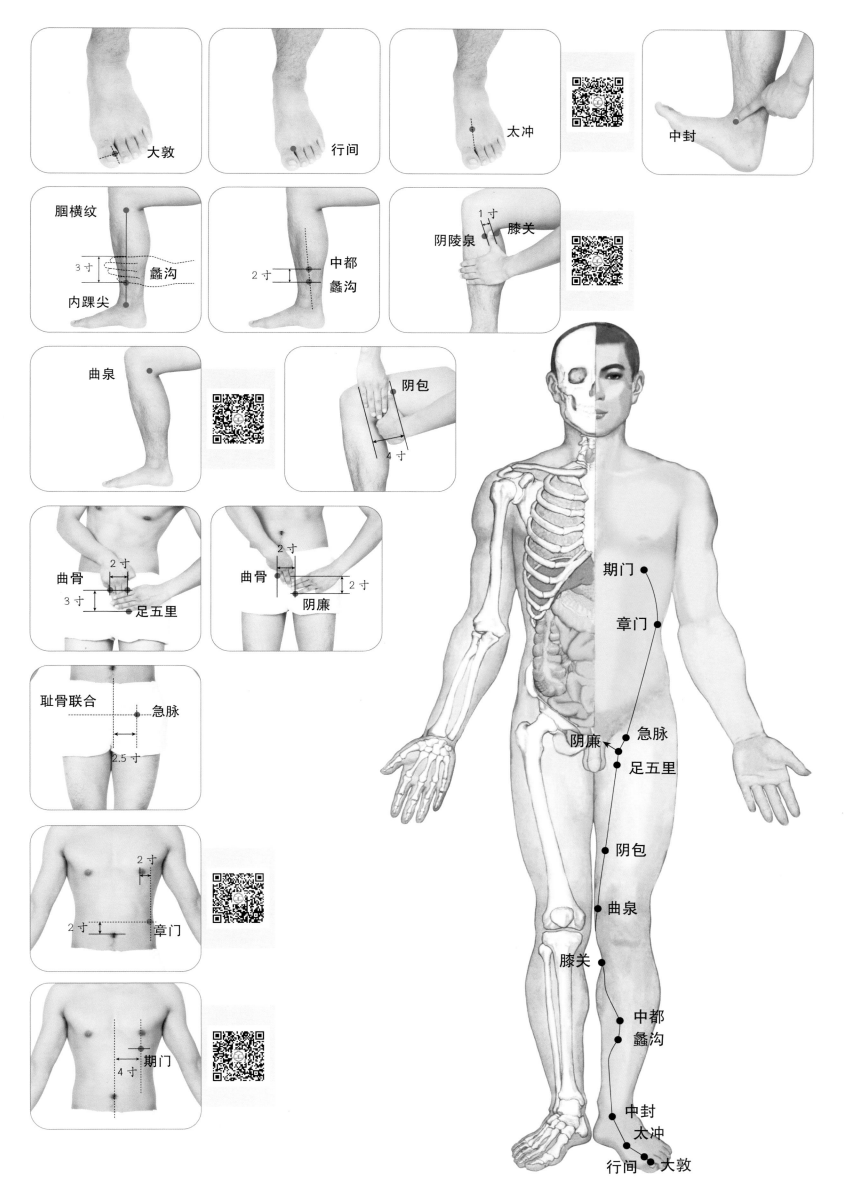

大敦

行间

太冲

中封

腘横纹

3寸

蠡沟

内踝尖

中都
蠡沟

2寸

阴陵泉

膝关

1寸

曲泉

阴包

4寸

曲骨

2寸

足五里

3寸

曲骨

2寸

阴廉

2寸

耻骨联合

急脉

2.5寸

2寸

章门

2寸

期门

4寸

期门

章门

急脉

阴廉

足五里

阴包

曲泉

膝关

中都
蠡沟

中封
太冲

行间
大敦

注意：此经脉图只显示了一侧的穴位。

穴位名称	功效妙用	精确定位	简易取穴诀窍
Huìyīn **会阴** 专治男女前阴病	主治小便不利、遗尿、阴痛、阴痒、脱肛、阴挺、遗精、月经不调等	男性在阴囊根部与肛门连线的中点处；女性在大阴唇后联合与肛门连线的中点处	在会阴部，两阴连线的中点即是
Qūgǔ **曲骨** 治疗前列腺疾病效果好	主治少腹胀满、小便淋漓、遗尿、阳痿、阴囊湿痒、月经不调、痛经、赤白带下等	在下腹部，前正中线上，脐下5寸，当耻骨联合上缘中点处	脐下5寸，耻骨联合上缘中点处
Zhōngjí **中极** 体寒的女性可经常按揉	主治遗尿、小便不利、癃闭、遗精、阳痿、不育、不孕、产后恶露不止、带下等	在下腹部，前正中线上，脐下4寸	仰卧，关元穴下一寸（曲骨穴上一寸）
Guānyuán **关元** 保健常用穴	主治少腹疼痛、腹泻、痢疾、脱肛、遗精、早泄、月经不调、恶露不尽、胞衣不下等	在下腹部，前正中线上，脐下3寸	脐中直下四横指处即是本穴
Shímén **石门** 热敷可治疗水肿	主治腹胀、腹泻、绕脐疼痛、水肿、小便不利、遗精、阳痿、带下、崩漏、产后恶露不止等	在下腹部，前正中线上，脐下2寸	前正中线上，脐下三横指处
Qìhǎi **气海** 补虚要穴	主治虚脱、形体羸瘦、乏力、便秘、小便不利、遗尿、水肿、气喘等	在下腹部，前正中线上，脐下1.5寸	脐直下两横指（约1.5寸）处即是本穴
Yīnjiāo **阴交** 改善月经不调	主治腹痛、水肿、疝气、小便不利、月经不调、崩漏、带下等	在下腹部，前正中线上，脐下1寸	前正中线上，脐下一横指处
Shénquè **神阙** 对腹部疾病有疗效	主治阳气暴脱、形寒神惫、腹痛、腹胀、腹泻、痢疾、便秘、小便不利等	在腹部，脐窝中央	脐中央处
Shuǐfēn **水分** 治疗水肿	主治水肿、小便不利、腹痛、腹泻、反胃吐食等	在上腹部，前正中线上，脐上1寸	脐直上一横指（约1寸）处即是本穴
Xiàwǎn **下脘** 促进消化	主治腹痛、腹胀、腹泻、呕吐、食谷不化、小儿疳积、痞块等	在上腹部，前正中线上，脐上2寸	脐中央直上三横指约2寸处即是本穴
Jiànlǐ **建里** 和胃健脾	主治胃痛、呕吐、食欲不振、腹胀、腹痛、水肿等	在上腹部，前正中线上，脐上3寸	脐上四横指处即是本穴
Zhōngwǎn **中脘** 止胃痛、腹胀	主治胃痛、腹胀、纳呆、呕吐、吞酸、呃逆、小儿疳积、黄疸、失眠、惊悸、哮喘等	在上腹部，前正中线上，脐上4寸	胸骨下端和脐连接线中点（脐上4寸）即是本穴

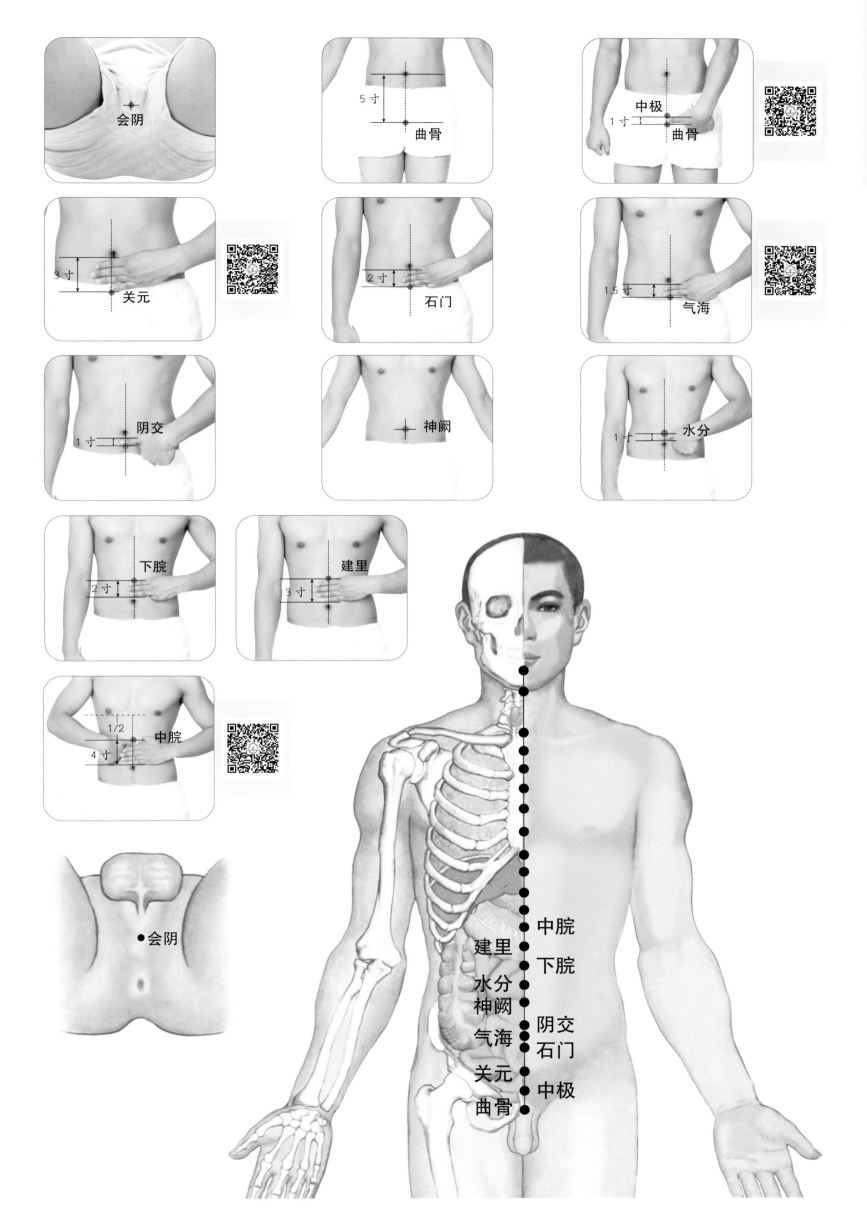

会阴

5寸
曲骨

中极
1寸
曲骨

3寸
关元

2寸
石门

1.5寸
气海

阴交
1寸

神阙

1寸　水分

下脘
2寸

建里
3寸

中脘
1/2
4寸

会阴

中脘
建里
下脘
水分
神阙
气海
阴交
关元
石门
中极
曲骨

穴位名称	功效妙用	精确定位	简易取穴诀窍
Shàngwǎn 上脘 和胃降逆，增加胃动力	主治胃痛、呕吐、呃逆、腹胀等	在上腹部，前正中线上，脐上5寸	由胸骨体下缘往下四横指（胸骨体下缘3寸）处即是本穴
Jùquè 巨阙 治疗胃下垂	主治癫狂痫、胸痛、心悸、呕吐、吞酸等	在上腹部，前正中线上，脐上6寸；或胸剑结合下2寸	由胸骨体下缘往下三横指（约2寸）即是本穴
Jiūwěi 鸠尾 消除疲劳，缓解焦躁	主治癫狂痫、胸满、咳喘、皮肤痛或瘙痒等	在上腹部，前正中线上，脐上7寸；或胸剑结合下1寸	由胸骨体下缘往下一横指（拇指）处即是本穴
Zhōngtíng 中庭 治疗恶心呕吐	主治胸腹胀满、噎膈、呕吐、心痛、梅核气等	在上腹部，当前正中线上，平第5肋间，即胸剑结合部	胸剑结合的中点处
Dànzhōng 膻中 缓解乳汁不足	主治咳嗽、气喘、胸闷、心痛、噎膈、呃逆、产后乳少、乳痈等	在胸部，前正中线上，平第4肋间隙	两乳头连线与前正中线的交点处
Yùtáng 玉堂 改善胸闷	主治咳嗽、气喘、胸闷、胸痛、乳房胀痛、喉痹、咽肿等	在胸部，前正中线上，平第3肋间隙	由锁骨往下数3根肋骨，平第3肋间，当前正中线上即是
Zǐgōng 紫宫 让呼吸更通畅	主治咳嗽、气喘、胸痛等	在胸部，前正中线上，平第2肋间隙	由锁骨往下数2根肋骨，平第2肋间，当前正中线上即是
Huágài 华盖 止咳平喘	主治咳嗽、气喘、胸痛、喉痹等	在胸部，前正中线上，胸骨角的中点处，平第1肋间隙	当前正中线上，平第1肋间隙处
Xuánjī 璇玑 定喘顺气	主治咳嗽、气喘、胸痛、咽喉肿痛等	在胸部，前正中线上，胸骨上窝下1寸	从天突沿前正中线向下1寸处即是
Tiāntū 天突 治疗哮喘效果好	主治咳嗽、哮喘、胸痛、咽喉肿痛、暴喑、瘿气、梅核气、噎膈等	在颈部，当前正中线上，胸骨上窝中央	由喉结直下可摸到一凹窝，中央处即是
Liánquán 廉泉 治疗吞咽困难、言语不清	主治舌强不语、暴喑、喉痹、吞咽困难、舌缓流涎、舌下肿痛、口舌生疮等	在颈部，当前正中线上，喉结上方，舌骨上缘凹陷处	将拇指指关节横纹放在下颌骨中点，拇指尖正指向喉结部，当拇指尖到达之处即是本穴
Chéngjiāng 承浆 治疗口腔疾病	主治口歪、齿龈肿痛、流涎等	在面部，颏唇沟的正中凹陷处	颏唇沟正中，按压有凹陷处即是

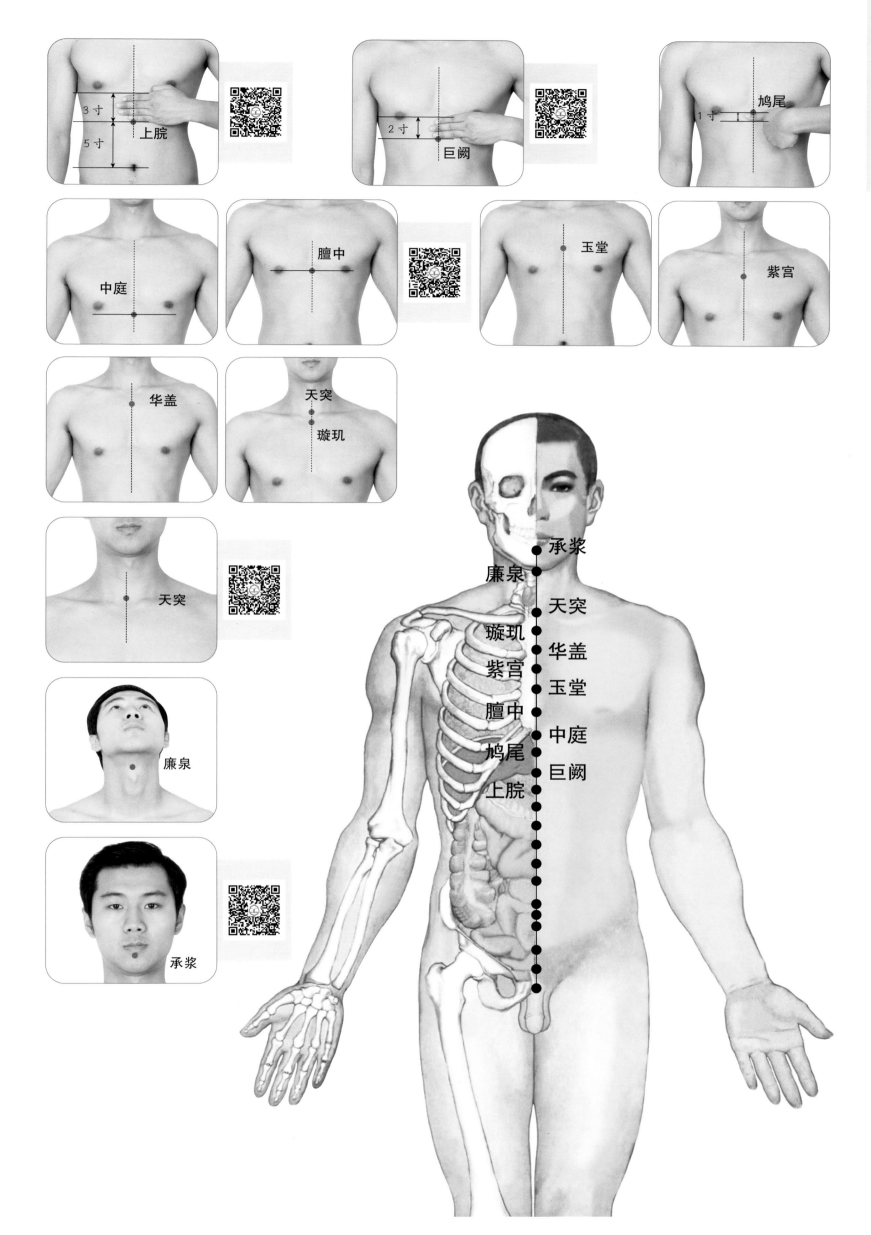

上脘
3寸
5寸

巨阙
2寸

鸠尾
1寸

中庭

膻中

玉堂

紫宫

华盖

天突
璇玑

天突

廉泉

承浆

承浆
廉泉
天突
璇玑
华盖
紫宫
玉堂
膻中
中庭
鸠尾
巨阙
上脘

穴位名称	功效妙用	精确定位	简易取穴诀窍
Chángqiáng **长强** 便秘、痔特效穴	主治腹泻、痢疾、便血、便秘、痔、脱肛、癫狂痫等	在尾骨尖端下，当尾骨尖端与肛门连线的中点处	于尾骨尖与肛门连线之中点取穴
Yāoshū **腰俞** 经常按揉可缓解腰部酸痛	主治腹泻、痢疾、便血、便秘、痔、脱肛、月经不调、经闭、腰脊强痛、下肢痿痹等	在骶部，正对骶管裂孔处，后正中线上	臀沟分开处便是
Yāoyángguān **腰阳关** 治疗遗精、阳痿	主治腰骶疼痛、下肢痿痹、月经不调、赤白带下、遗精、阳痿等	在腰部，后正中线上，第4腰椎棘突下凹陷中	两侧髂前上棘连线与脊柱交点处，可触及一凹陷处即是
Mìngmén **命门** 治疗肾阳虚	主治腰脊强痛、月经不调、赤白带下、痛经、经闭、遗精、阳痿、小便频数、小腹冷痛等	在腰部，后正中线上，第2腰椎棘突下凹陷中	直立，平脐中做线环绕身体一周，该线与后正中线之交点即是本穴
Xuánshū **悬枢** 改善腰脊强痛	主治腰脊强痛、腹胀、腹痛、完谷不化、腹泻、痢疾等	在腰部，后正中线上，第1腰椎棘突下凹陷中	命门上一个腰椎棘突下凹陷中
Jǐzhōng **脊中** 增强脏腑功能	主治癫痫、黄疸、腹泻、痢疾、小儿疳积、痔、脱肛、便血、腰脊强痛等	在背部，后正中线上，第11胸椎棘突下凹陷中	至阳下四个胸椎棘突下凹陷中
Zhōngshū **中枢** 改善食欲不振	主治黄疸、呕吐、腹满、胃痛、食欲不振、腰背疼痛等	在背部，后正中线上，第10胸椎棘突下凹陷中	至阳下三个胸椎棘突下凹陷中
Jīnsuō **筋缩** 缓解痉挛	主治癫狂痫、痉挛、脊强、背痛、四肢不收、筋挛拘急、胃痛、黄疸等	在背部，后正中线上，第9胸椎棘突下凹陷中	至阳下两个胸椎棘突下凹陷中
Zhìyáng **至阳** 缓解心慌、胸闷	主治黄疸、胸胁支满、咳嗽、气喘、腰背疼痛、脊强等	在背部，后正中线上，第7胸椎棘突下凹陷中	垂臂，平两肩胛骨的下端水平线的脊椎为第7胸椎，其棘突下凹陷处即是本穴
Língtái **灵台** 益气补阳	主治咳嗽、气喘、脊痛、项强、疔疮等	在背部，后正中线上，第6胸椎棘突下凹陷中	至阳上一个胸椎棘突下凹陷中
Shéndào **神道** 宁心安神,治疗心绞痛	主治心痛、心悸、怔忡、失眠、健忘、中风不语、癫痫、咳嗽、气喘、腰脊强、肩背痛等	在背部，后正中线上，第5胸椎棘突下凹陷中	至阳上两个胸椎棘突下凹陷中
Shēnzhù **身柱** 缓解咳嗽和气喘	主治身热头痛、咳嗽、气喘、惊厥、癫狂痫、腰脊强痛、疔疮发背等	在背部，后正中线上，第3胸椎棘突下凹陷中	两侧肩胛冈高点连线的中点
Táodào **陶道** 提升肺功能	主治热病、疟疾、恶寒发热、咳嗽、气喘、骨蒸潮热、癫狂、脊强等	在背部，后正中线上，第1胸椎棘突下凹陷中	低头，颈背交界椎骨高突处，垂直向下推一个椎体，其下缘凹陷处即是
Dàzhuī **大椎** 治疗高热不退	主治热病、恶寒发热、咳嗽、气喘、小儿惊风、项强、脊痛、风疹、痤疮等	在颈部，后正中线上，第7颈椎棘突下凹陷中	坐位低头，上背部脊柱最上方凸起之椎骨（第7颈椎），其下缘凹陷处即是本穴

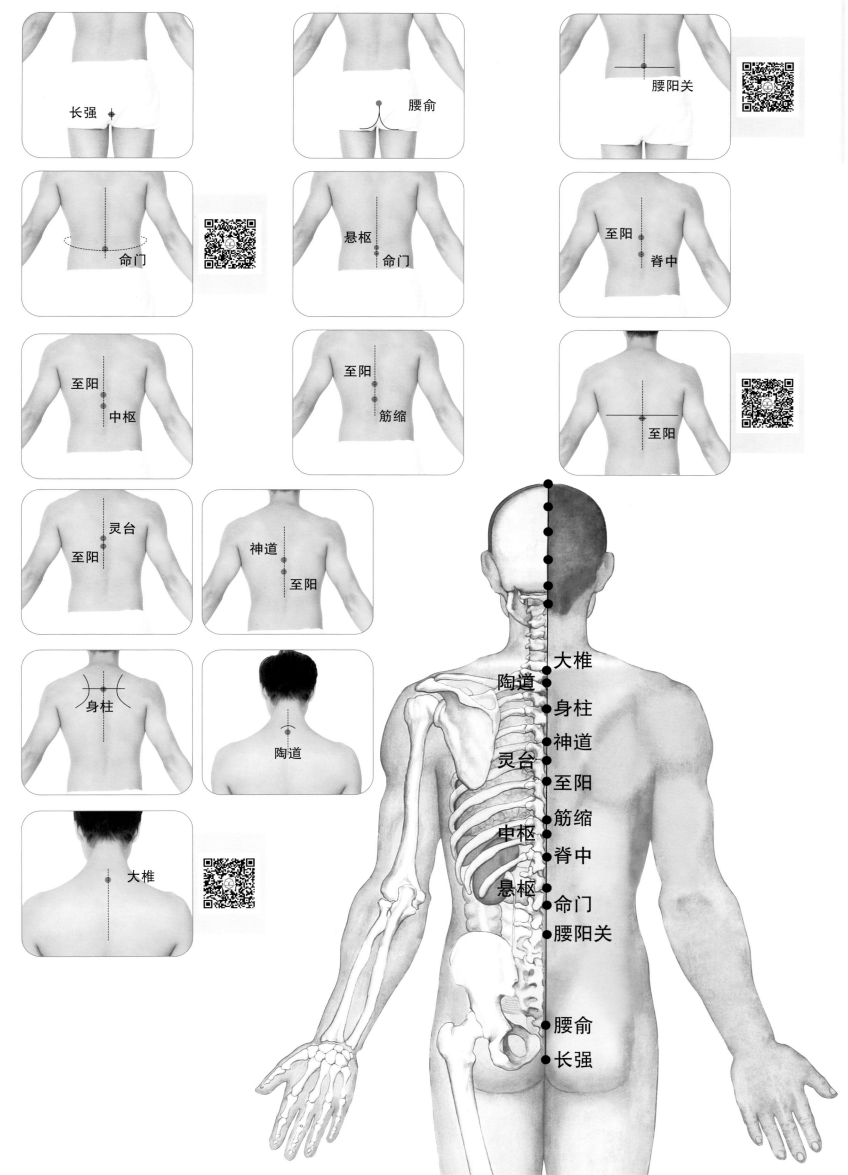

长强

腰俞

腰阳关

命门

悬枢　命门

至阳　脊中

至阳　中枢

至阳　筋缩

至阳

灵台　至阳

神道　至阳

身柱

陶道

大椎

大椎
陶道
身柱
神道
灵台
至阳
筋缩
中枢
脊中
悬枢
命门
腰阳关

腰俞
长强

穴位名称	功效妙用	精确定位	简易取穴诀窍
Yǎmén 哑门 改善舌缓不语、声音沙哑	主治暴喑、舌缓不语、中风、癫狂痫、癔症、头重、头痛、颈项强急等	在颈部，后正中线上，第2颈椎棘突下凹陷中	正坐，头微前倾，后正中线上，入发际上0.5寸
Fēngfǔ 风府 推擦风府治感冒	主治中风、癫狂痫、眩晕、头痛、颈项强痛、咽喉肿痛、鼻衄等	在颈部，枕外隆凸直下，两斜方肌之间凹陷中	后发际中央直上一横指（拇指）处即是本穴
Nǎohù 脑户 快速缓解头痛	主治头晕、项强、失音、癫痫等	在头部，枕外隆凸的上缘凹陷处	后发际正中直上2.5寸，或风府直上1.5寸
Qiángjiān 强间 改善睡眠、缓解情绪	主治头痛、目眩、失眠、烦心、项强、癫狂等	在头部，当后发际正中直上4寸（脑户上1.5寸）	风府正中直上四横指；或当风府与百会连线的中点处
Hòudǐng 后顶 治疗癫痫	主治头痛、眩晕、癫狂痫等	在头顶正中线，后发际正中直上5.5寸（脑户上3寸）	取脑户，其直上3寸处，即为后顶
Bǎihuì 百会 保健常用穴	主治中风、痴呆、癫狂痫、头痛、眩晕、失眠、健忘、脱肛、阴挺、腹泻等	在头顶，头顶正中心，当前发际正中直上5寸，后发际正中直上7寸	将两耳郭向前对折，由两个耳尖连线跨越头顶与头部前后正中线之交点即是本穴
Qiándǐng 前顶 改善头痛	主治中风、头痛、眩晕、鼻渊、癫狂痫等	在头部正中线上，额前发际正中直上3.5寸处	在头部正中线上，百会前1.5寸
Xìnhuì 囟会 帮助治疗鼻炎	主治头痛、眩晕、鼻渊、癫狂痫等	在头部正中线上，额前部发际正中直上2寸，前顶穴前1.5寸	额前部发际正中直上三横指
Shàngxīng 上星 缓解视疲劳	主治头痛、目痛、鼻渊、鼻衄、热病、疟疾、癫狂等	在头部正中线上，额前部发际正中直上1寸，囟会前1寸	额前部发际正中直上一横指（拇指）
Shéntíng 神庭 宁神醒脑	主治癫狂痫、中风、头痛、目眩、失眠、惊悸、目赤、目翳、鼻渊、鼻衄等	在头部正中线上，额前部发际正中直上0.5寸	额前部发际正中直上0.5寸
Sùliáo 素髎 鼻塞特效穴	主治昏迷、惊厥、新生儿窒息、鼻渊、鼻衄、气喘等	在面部，鼻尖正中	面部鼻尖正中央即是
Shuǐgōu 水沟 治疗晕厥	主治昏迷、晕厥、中风、中暑、癔症、癫狂痫、牙关紧闭、闪挫腰痛等	在面部，人中沟的上1/3与下2/3交界处	面部人中沟上1/3处
Duìduān 兑端 治疗牙痛、鼻塞	主治昏迷、晕厥、癫狂、癔症、口歪、口噤、口臭、齿痛、消渴嗜饮等	在面部，当上唇的尖端，人中沟下端的皮肤与唇的移行部	上唇正中的尖端，红唇与皮肤交接处
Yínjiāo 龈交 配承浆治口臭	主治口歪、口噤、口臭、齿衄、齿痛、鼻衄、面赤颊肿、癫狂、项强等	在上唇内，上唇系带与上齿龈相接处	张口取穴，上唇系带与上齿龈的相接处

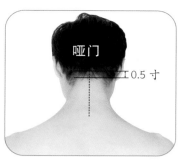
哑门
0.5 寸

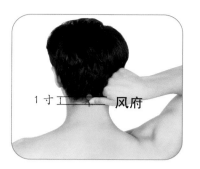
1 寸
风府

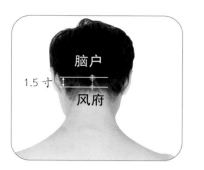
脑户
1.5 寸
风府

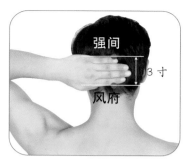
强间
3 寸
风府

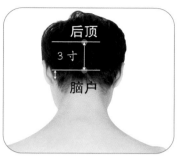
后顶
3 寸
脑户

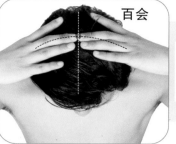
百会

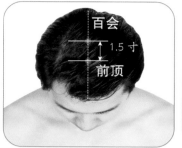
百会
1.5 寸
前顶

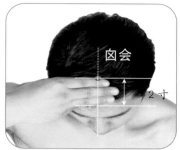
囟会
2 寸

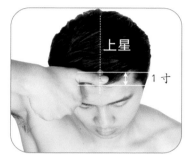
上星
1 寸

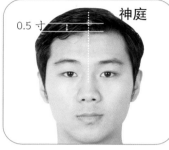
0.5 寸
神庭

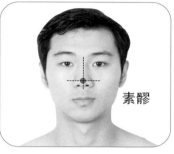
素髎

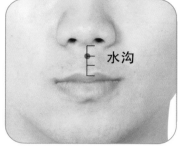
水沟

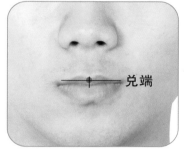
兑端

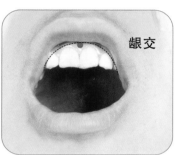
龈交

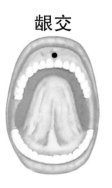
龈交

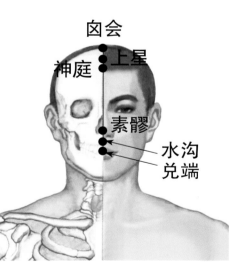
囟会
神庭
上星
素髎
水沟
兑端

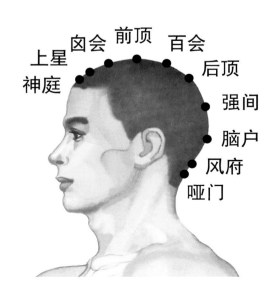
上星
神庭
囟会
前顶
百会
后顶
强间
脑户
风府
哑门

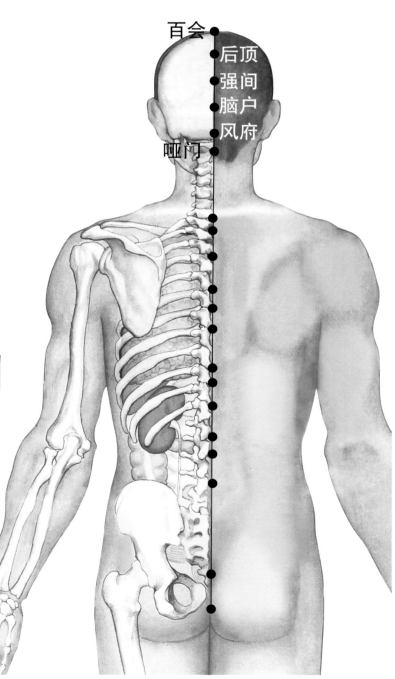
百会
后顶
强间
脑户
风府
哑门

穴位名称	功效妙用	精确定位	简易取穴诀窍
Sìshéncōng **四神聪** 改善失眠、健忘	主治头痛、眩晕、失眠、健忘、癫痫、目疾等	在头顶，当百会前后左右各旁开1寸，共4穴	当百会前后左右各1寸
Dāngyáng **当阳** 改善头痛、眩晕	主治偏、正头痛，眩晕，目赤肿痛等	在头部，当瞳孔直上，前发际上1寸	当瞳孔直上，入前发际上1横指
Yìntáng **印堂** 缓解失眠烦躁	主治头痛、眩晕、鼻衄、鼻渊、小儿惊风、失眠等	在额部，当两眉毛内侧端的中间凹陷中	两眉头连线的中点处
Yúyāo **鱼腰** 专治眼部疾病	主治眉棱骨痛、眼睑瞤动、眼睑下垂、目赤肿痛、目翳、口眼歪斜等	在额部，瞳孔直上，眉毛中	眉毛的中点，压痛感明显的位置即是此穴
Shàngmíng **上明** 明目利窍治眼病	主治目疾等	在额部，眉弓中点，眶上缘下	眉弓中点垂线，眶上缘凹陷中
Tàiyáng **太阳** 解除大脑疲劳	主治头痛、目疾、面瘫等	在头部，当眉梢与目外眦之间，向后约一横指的凹陷处	正坐位，眉梢延长线与目外眦延长线之相交点即是本穴
Ěrjiān **耳尖** 主治目赤肿痛	主治目疾、头痛、咽喉肿痛等	在耳郭的上方，在外耳轮的最高点	折耳向前，耳郭上方的尖端处
Qiúhòu **球后** 改善眼部不适	主治目疾等	在面部，当眶下缘外1/4与内3/4交界处	将目内、外眦之间的弧线分成四等份，沿眶下缘外1/4与内3/4交界处即是本穴
Shàngyíngxiāng **上迎香** 专治鼻疾	主治鼻渊、鼻部疮疖等	在面部，当鼻翼软骨与鼻甲的交界处，近鼻唇沟上端处	坐位或仰靠位，鼻唇沟上端终点处即是本穴
Nèiyíngxiāng **内迎香** 常按防治鼻炎	主治目赤肿痛、热病、中暑、鼻疾、喉痹等	在鼻孔内，当鼻翼软骨与鼻甲交界的黏膜上	位于鼻孔内，与上迎香相对处的鼻黏膜处
Jùquán **聚泉** 防治食不知味	主治舌强、舌缓、味觉减退、消渴、气喘等	在口腔内，当舌背正中缝的中点处	张口伸舌，于舌背正中缝的中点处取穴
Hǎiquán **海泉** 消除口腔炎症	主治舌体肿胀、舌缓不收、消渴等	在口腔内，舌卷向后方，在舌下系带中点处	正坐张口，于舌面下舌系带中点处取穴
Jiáchéngjiāng **夹承浆** 改善牙龈肿痛	主治齿龈肿痛、口歪等	在面部，承浆左右各旁开1寸处	承浆旁开一横指（拇指）
Jīnjīn **金津** 针刺可治中暑昏迷	主治口疮、舌强、舌肿、呕吐、消渴、昏迷等	在口腔内，当舌下系带左侧静脉上	坐位张口，在舌下系带左侧的静脉处取穴
Yùyè **玉液** 预防口腔疾病	主治口疮、舌强、舌肿、呕吐、消渴等	在口腔内，当舌下系带右侧静脉上	坐位张口，在舌下系带右侧的静脉处取穴
Qiānzhèng **牵正** 改善口歪斜	主治口歪、口疮等	在面颊部，耳垂前0.5～1寸处，按揉时酸胀感明显处	坐位或侧卧位，耳垂前一横指处即是本穴

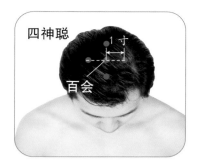

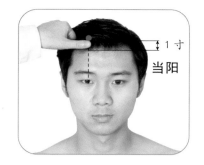

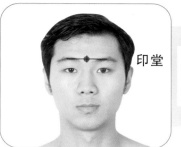

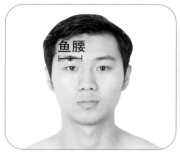

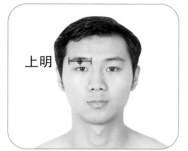

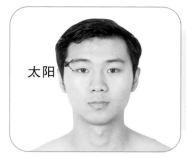

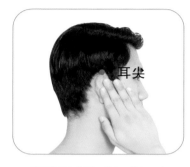

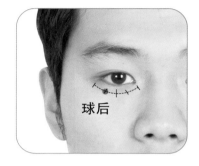

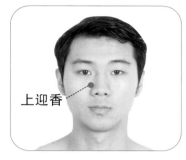

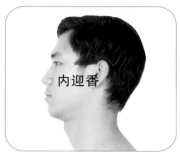

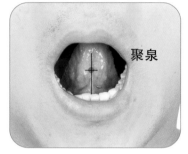

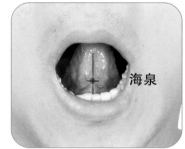

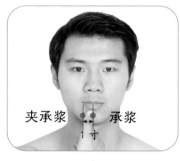

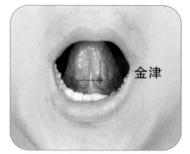

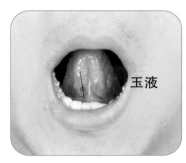

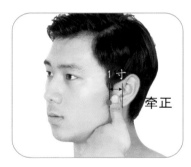

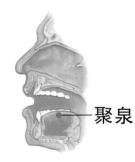

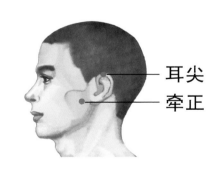

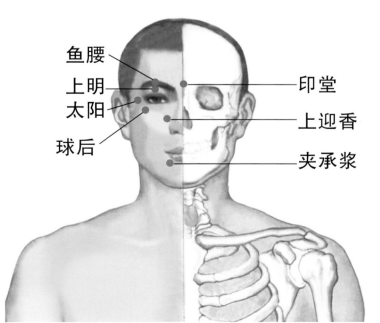

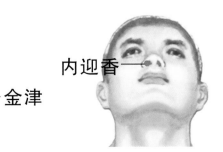

穴位名称	功效妙用	精确定位	简易取穴诀窍
Yìmíng **翳明** 治疗各种眼疾	主治头痛、眩晕、失眠、目疾、耳鸣等	在项部,当翳风后1寸	当翳风后一横指
Ānmián **安眠** 缓解失眠、心悸	主治失眠、头痛、眩晕、心悸、癫狂等	在项部,当翳风与风池连线的中点	取耳垂后下凹陷处,项部大筋外侧缘平耳垂尖处,两点连线的中点即是
Jǐngbǎiláo **颈百劳** 缓解颈肩不适	主治颈项强痛、咳嗽、气喘、骨蒸潮热、盗汗等	在颈部,第7颈椎棘突直上2寸,后正中线旁开1寸	大椎直上三横指,后正中线旁开一横指
Zǐgōng **子宫** 治疗妇科病	主治月经不调、痛经、崩漏、不孕等	在下腹部,当脐中下4寸,前正中线旁开3寸	耻骨联合上缘中点往上一横指(中极),旁外四横指处即是本穴
Sānjiǎojiǔ **三角灸** 治疗疝气、腹痛	主治疝气、腹痛等	以患者两口角之间的长度为边,做等边三角形,将顶角置于脐心,底边水平,两底角处即是	以脐为顶点,以两口角间长度为边长,在脐下方做等边三角形,三角形的两底角便是此穴
Dìngchuǎn **定喘** 缓解咳喘不适	主治哮喘、咳嗽、肩背痛、落枕等	在背部,当第7颈椎棘突下,后正中线旁开0.5寸	大椎左右各旁开0.5寸
Jiájǐ **夹脊** 保养全身脏腑	上胸部穴位治心肺、上肢疾病;下胸部穴位治胃肠疾病;腰部穴位治腰腹及下肢疾病	在背部,当第1胸椎至第5腰椎棘突下两侧,后正中线旁开0.5寸,一侧17穴,左右共34穴	低头,颈背交界椎骨高突处椎体,向下推17个椎体,各旁开半横指处即是
Wèiwǎnxiàshū **胃脘下俞** 健脾和胃,缓解胃痛	主治胃痛、腹痛、胸胁痛、消渴等	在背部,当第8胸椎棘突下,后正中线旁开1.5寸	膈俞下一个胸椎棘突下,后正中线旁开1.5寸
Pǐgēn **痞根** 健脾和胃除痞块	主治腰痛、痞块、癥瘕等	在腰部,当第1腰椎棘突下,后正中线旁开3.5寸	脐水平线与后正中线交点向上推1个椎体,其棘突下,旁开3.5寸处即是
Xiàjíshū **下极俞** 帮助治疗腰痛	主治腰痛、小便不利、遗尿等	在腰部,当后正中线上,第3腰椎棘突下	脐水平线与后正中线交点向下推1个椎体,其棘突下凹陷处
Yāoyí **腰宜** 强腰补肾,治疗生殖疾病	主治腰痛、月经不调、带下、虚劳等	在腰部,当第4腰椎棘突下,后正中线旁开3寸凹陷中	两侧髂前上棘水平线与脊柱交点,旁开3寸的凹陷处即是
Yāoyǎn **腰眼** 改善腰痛	主治腰痛、月经不调、带下、虚劳等	在腰部,当第4腰椎棘突下,后正中线旁开约3.5寸凹陷中	两侧髂前上棘水平线与脊柱交点,旁开3.5寸的凹陷处即是
Shíqīzhuī **十七椎** 治疗生殖系统疾病	主治腰腿痛、下肢瘫痪、崩漏、月经不调、小便不利等	在腰部,当后正中线上,第5腰椎棘突下凹陷中	两侧髂前上棘水平线与脊柱交点,向下推1个椎体,其棘突下凹陷处即是
Yāoqí **腰奇** 针灸治疗癫痫	主治癫痫、头痛、失眠、便秘等	在骶部,当尾骨端直上2寸,骶角之间凹陷中	俯卧,尾骨尖端直上三横指处即是本穴
Jiānqián **肩前** 改善肩臂疼痛	主治肩臂痛、臂不能举等	在肩部,正坐垂肩,当腋前皱襞顶端与肩髃连线的中点	在肩关节前面,腋窝的前面有个纹头,腋前纹头上1.5寸处取穴
Zhǒujiān **肘尖** 增强手臂灵活度	增强手臂关节的灵活性。主治瘰疬、痈疽、肠痈等	在肘后部,屈肘当尺骨鹰嘴的尖端	正坐屈肘取之,天井下1寸处

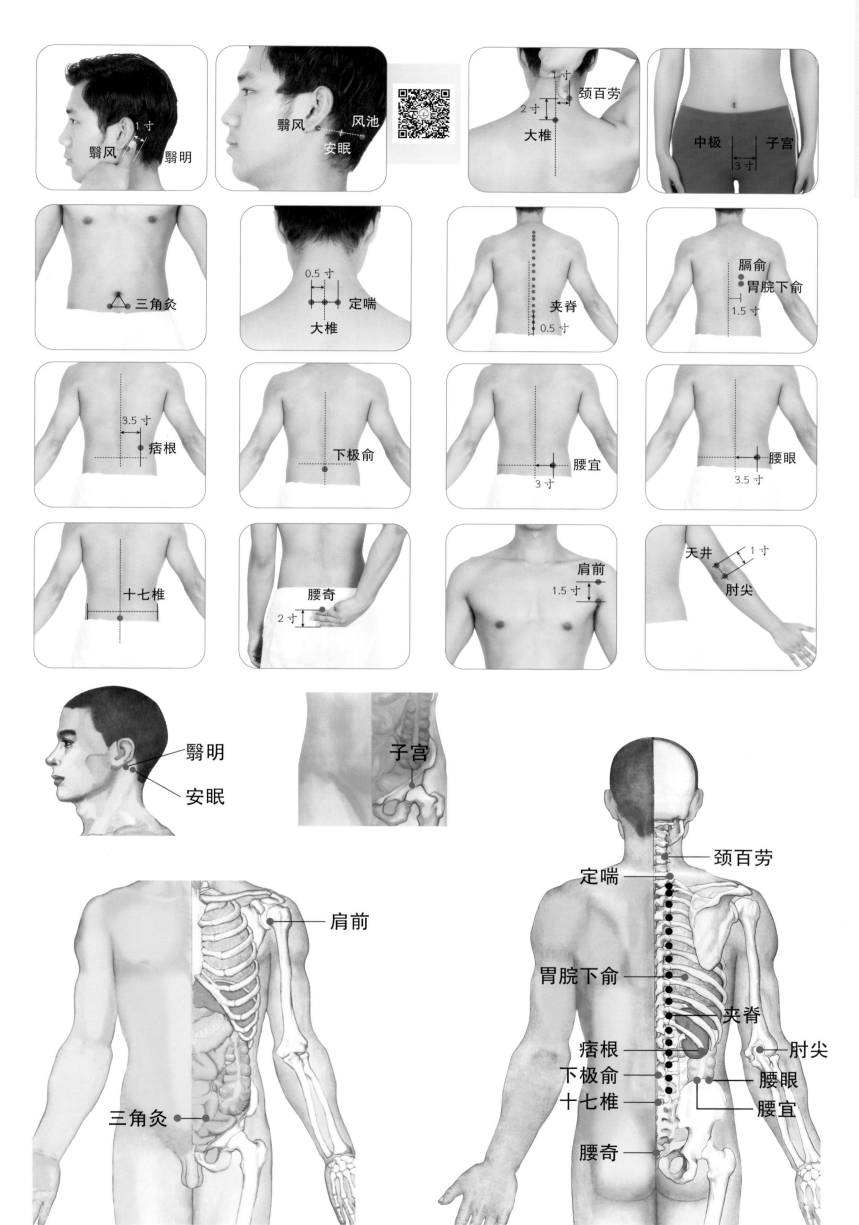

穴位名称	功效妙用	精确定位	简易取穴诀窍
Èrbái 二白 帮助治疗痔	主治痔、脱肛、前臂痛、胸胁痛等	在前臂掌侧，腕掌侧远端横纹上4寸，桡侧腕屈肌腱的两侧，一臂2穴，左右两臂共4穴	腕掌侧远端横纹上4横指加1横指，桡侧腕屈肌腱两侧各1穴
Zhōngkuí 中魁 治疗食欲不振、呕吐	主治噎膈、呕吐、食欲不振、呃逆等	在中指背侧，近侧指间关节的中点处	手背中指第二节前，骨尖上
Yāotòngdiǎn 腰痛点 改善急性腰扭伤	主治急性腰扭伤等	在手背，第2、3掌骨及4、5掌骨间，腕背侧远端横纹与掌指关节中点，一侧2穴，左右共4穴	手掌背屈，掌后第一横纹处可摸及一条大筋，向手掌背处移一横指，其两侧相应点即是
Làozhěn 落枕 缓解落枕	主治落枕、手臂痛、胃痛等	在手背侧，当第2、3掌骨间，掌指关节后约0.5寸处	位于手背，在中指和示指（食指）相对的掌骨之间，两指骨尽头起，向后一拇指宽处
Bāxié 八邪 治疗手指麻木	主治手背肿痛、手指麻木、烦热、目痛、毒蛇咬伤等	在手背侧，第1～5指间，指蹼缘后方赤白肉际处，左右共8穴	在手背，两手第1～5指间各手指根部之间，皮肤颜色深浅交界处
Sìfèng 四缝 专治小儿疳积	主治小儿疳积、百日咳等	在第2～5指掌面的近端指间关节横纹的中央，一手4穴，左右共8穴	在掌面，第2～5指近端指间关节横纹的中点
Shíxuān 十宣 昏迷休克急救穴	主治昏迷、癫痫、高热、咽喉肿痛等	在手十指尖端，距指甲游离缘0.1寸（指寸），左右共10穴	仰掌，十指微屈，位于十个手指尖端的正中
Huánzhōng 环中 改善腰腿疼痛	主治坐骨神经痛、腰痛、腿痛等	在臀部，环跳与腰俞连线的中点	在臀部先定出尾骨尖与大转子连线的中点，再以此点与骶管裂孔做一连线，其中点即是
Hèdǐng 鹤顶 治疗膝盖酸痛无力	祛风除湿，活络止痛，强壮腰膝。主治膝痛、足胫无力、下肢瘫痪等	在膝上部，髌底的中点上方凹陷处	位于髌骨上缘上1寸正中
Bǎichóngwō 百虫窝 治疗皮肤瘙痒	主治虫积、风湿痒疹、下部生疮等	在大腿内侧，髌底内侧端上3寸，即血海上1寸	髌骨内上缘上四横指处，即是本穴
Nèixīyǎn 内膝眼 缓解膝关节疼痛	主治膝痛、腿痛、脚气等	在膝部，在髌韧带内侧凹陷处中央	在髌韧带两侧凹陷处。在内侧的称为内膝眼
Dǎnnáng 胆囊 专治胆道疾病	主治急慢性胆囊炎、胆石症、胆道蛔虫症、下肢痿痹等	在小腿外侧上部，当腓骨小头直下2寸	阳陵泉直下三横指
Lánwěi 阑尾 治疗急慢性阑尾炎	主治急慢性阑尾炎、消化不良、下肢痿痹等	在小腿外侧，髌韧带外侧凹陷下5寸，胫骨前嵴外一横指	足三里（犊鼻下四横指）下三横指，胫骨前缘旁开一横指
Nèihuáijiān 内踝尖 缓解牙痛	主治牙痛、乳蛾、小儿不语、霍乱、转筋等	在足内侧面，内踝凸起处	正坐垂足，内踝之最高点处即是
Wàihuáijiān 外踝尖 治脚气	主治脚趾拘急、踝关节肿痛、脚气、牙痛等	在足外侧面，外踝凸起处	正坐垂足，外踝之最高点处即是
Bāfēng 八风 清热解毒治脚气	主治足背肿痛、脚趾疼痛、脚气、毒蛇咬伤等	在足背侧，第1～5趾间，趾蹼缘后方赤白肉际处，一足4穴，左右共8穴	位于足背5个脚趾间皮肤颜色深浅交界处

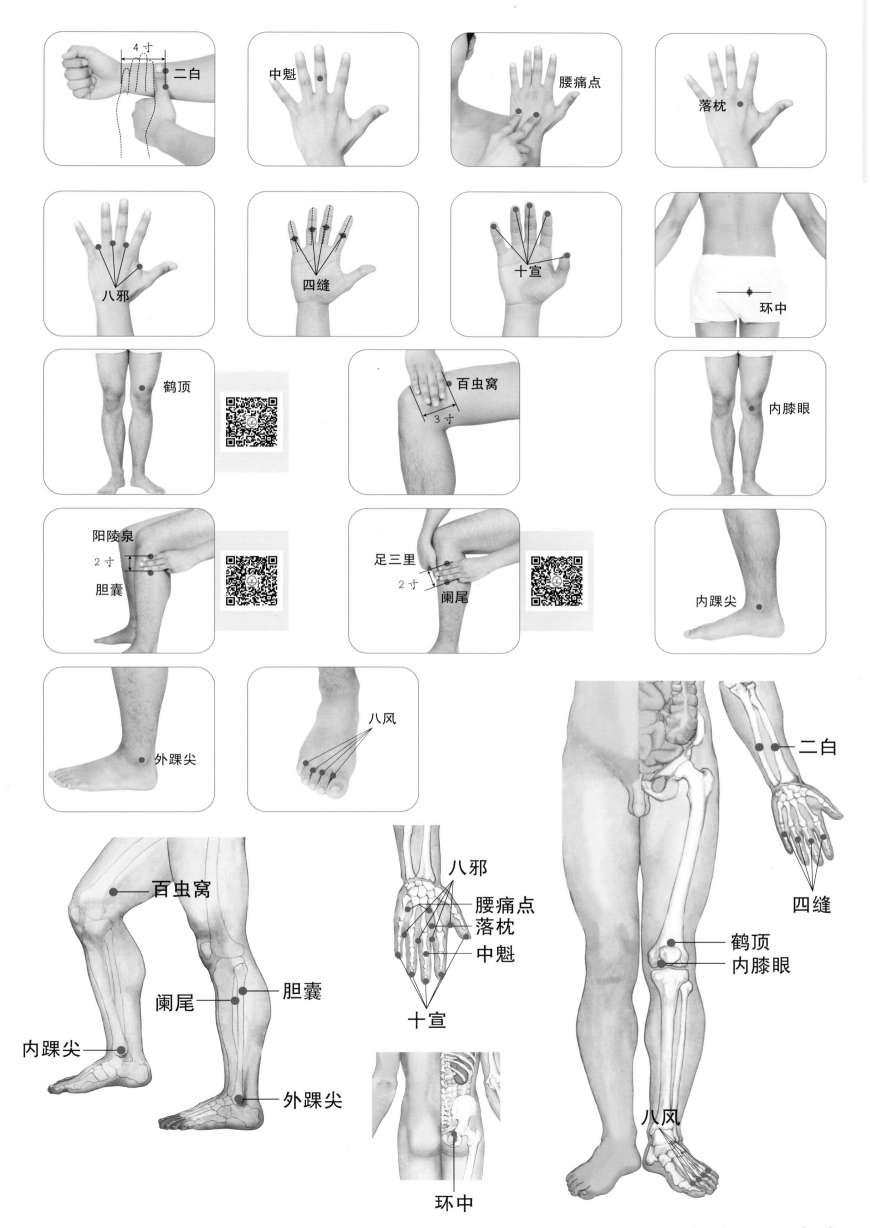

二白

中魁

腰痛点

落枕

八邪

四缝

十宣

环中

鹤顶

百虫窝

3寸

内膝眼

阳陵泉

2寸

胆囊

足三里

2寸

阑尾

内踝尖

外踝尖

八风

百虫窝

阑尾

胆囊

内踝尖

外踝尖

八邪

腰痛点

落枕

中魁

十宣

环中

二白

四缝

鹤顶

内膝眼

八风

速查：按拼音速查穴位索引